New Medical Management

"脱病院"で始まる地域医療福祉入門

「病院から地域ケア」の流れで変わる医療と福祉の仕組み

武藤正樹
国際医療福祉大学大学院 教授／医学博士
Masaki Muto

はじめに ～21世紀は「脱病院化の時代」「地方ケアの時代」に！～

　21世紀に入ってすでに20年近くがたちました。ようやく21世紀の医療の在り方が具体的に見えてきたところです。それを一言で言えば21世紀は「脱病院化の時代」、「地域ケアの時代」と言うことができます。

　20世紀は病院の時代でした。19世紀末のパリのシテ島のパリ市民病院から始まった近代病院が、世界モデルとして完成するのが20世紀です。この「病院モデル」が21世紀を迎えて終焉しつつあり、次の医療モデルへの転換の時期を迎えています。

　また、20世紀の病院モデルは、「急性期医療モデル」でもありました。感染症や外傷、心筋梗塞の治療といった急性疾患に対して、20世紀に開発された医療技術や専門人材を病院内に集約して、成果を上げたのが病院医療モデルです。

　しかし、時代は21世紀に入り、生活習慣病を中心とした慢性疾患も爆発的に増えました。高齢者が激増し、認知症や寝たきりのような高齢者特有の退行性疾患も激増しています。21世紀では、もはや病院中心の医療モデルは成り立たなくなっています。では、21世紀にふさわしい医療モデルとは一体何でしょうか？

　それが、急性期医療中心の病院モデルから抜け出して、患者や住民が暮らし慣れた生活の場で医療を行う、生活を中心とするモデルである「地域ケアモデル」です。

　地域ケアモデルでは、住み慣れた地域の生活や住み慣れた住まいの中での日常生活を中心に置きます。予防介入に重点を置き、疾患リスクを減らして、合併症を回避し、病院への受診や入院を減らす試みが評価されます。そして過剰な医療を拒否し、延命よりは残された機能の活用や生活の質の向上へと価値の重心を変えます。

　こうした脱病院化時代の地域ケアモデルに求められるのは、本当の意味での生活の中における医療への発想の転換です。考えてみれば人々の普段の生活にとって医療はごくごく一部にしか過ぎません。診療所や病院での外来や

入院は人々の生活の中のごくわずかな一場面にしか過ぎないのです。あとは日常の生活が中心です。「ときどき入院、ほぼ在宅」が当たり前の時代に入っています。

　本書ではこうした時代の転換点にあたって、もう一度、あらためて健康とは何か、医療とは何か、介護・福祉とは何かについて考えてみました。もともと医療が専門の筆者ではありますが、医療、介護、障害福祉の全体を俯瞰し、その中での医療福祉概論を試みました。そして見えてきたのは、医療も生活の一部であるというごく当たり前の思いです。

　本書は、10年前の前著の『よくわかる病院の仕事のしくみ』（ぱる出版）の姉妹編です。これから医療に携わろうとしている若い人たちにまず読んでほしいです。そして、病院や医療は生活のごく一部を支えるジグソーパズルの一つのピースであることを知ってほしいと思います。しかし医療というピースは、生活全体にとっても欠くことのできない重要なピースであることも知ってほしいと思います。

　2018年夏　東京・赤坂にて

武藤正樹

〝脱病院〟で始まる地域医療福祉入門

「病院から地域ケア」の流れで変わる医療と福祉の仕組み

●

もくじ

はじめに ～21世紀は「脱病院化の時代」「地域ケアの時代」に！　3

第 1 章　健康とは何か、健康を決める要因とは何か？

1　健康とは何か？　14
2　健康を決める要因とは何か？　15
3　社会体制、経済状況と健康との関係　17
4　母親の識字率と子供の健康との関係　18

第 2 章　健康増進と新公衆衛生運動とは

1　健康増進とは何か？　22
2　新公衆衛生運動と「健康日本21」　23
3　生活習慣病予防とメタボリック症候群　26
4　メタボ対策で重要なのは食事療法　29

第 3 章　宗教と戦争に彩られた医療・病院の歴史

1　古代ギリシアの医療と病院　32
2　古代ローマの軍団病院とは　32
3　キリスト教の宗教観に支配された中世の病院　33
4　アラブ・イスラムの医学　34
5　近代医学の夜明け～ルネッサンスの医学　35
6　近代病院の始まり、病院医学の時代　36

7　ナイチンゲールと近代看護の歴史　37
8　日本の病院の歴史　37
　（1）仏教と日本の歴史　37
　（2）キリスト教と西洋医学　38
　（3）江戸時代の病院　39
　（4）明治の病院　40
　　コラム●保険の歴史に名を残したコーヒー店　42

第4章　幸せと豊かさを求める社会福祉の歴史

1　欧米の社会福祉の歴史　44
　（1）イギリスの社会福祉の歴史～エリザベス救貧法　44
　（2）ドイツ～ビスマルクの社会保険　45
　（3）イギリスの世界大戦後の社会福祉の歴史～ケインズとベバリッジ　46
　（4）アメリカの歴史～ルーズベルトとニューディール政策　47
　（5）東西冷戦の終結と新自由主義　47
2　日本の社会福祉の歴史　48
　（1）仏教福祉の歴史　48
　（2）共同体福祉の歴史～「結」「講」　49
　（3）明治維新から始まる社会保障制度　49
　（4）戦後日本の社会福祉～福祉三法から地域包括ケアシステムまで　51

第5章　社会のセーフティネットとしての社会保障制度

1　社会保障制度と社会保険の仕組み　54
2　社会保険制度と健康保険制度の仕組み　56
3　諸外国の社会保障制度と日本の違い　60

第 6 章　公助の仕組みとしての介護保険制度

1　自助・共助・公助の考え方と介護保険　64
2　「身の回りの世話」とはどんなことを言うのか　64
3　介護保険サービスの仕組み　66
4　介護保険サービスの体系　68
　コラム●日本の介護保険の生い立ち　70

第 7 章　地域包括ケアシステムと多職種連携

1　世界に類を見ない超高齢化社会の到来　72
2　地域包括ケアシステムとは何か　73
3　地域包括ケアシステムにおける多職種連携　75
　（1）医療職　76
　（2）介護職　79
4　「医療」と「介護・福祉」の連携　80

第 8 章　多すぎる日本の病床と地域医療構想

1　病院と診療所の違い　84
2　日本の病床は国際的に見ても過剰　84
3　なぜ日本は世界と逆行して病床を増やしたのか　86
4　医療計画が駆け込み増床を招いた　89
5　病床の構造改革「地域医療構想」とは　90
6　屋台骨の医療・介護のマンパワー不足　93
　コラム●今はなつかしい国立療養所　94

第 9 章 課題の多い精神病床

1 世界の中の日本の精神病床の特殊性　96
2 精神医療改革の象徴「バザーリア運動」　96
3 わが国の精神病院の歴史　98
4 わが国の精神保健医療福祉改革　100

第 10 章 障害者福祉とノーマライゼーション

1 ノーマライゼーションは福祉の基本概念の一つ　104
2 ノーマライゼーションの普及の歴史　104
3 日本におけるノーマライゼーションの歴史　106
4 国際障害者年から始まる日本のノーマライゼーション　109
5 ノーマライゼーションから派生した概念　110
6 ノーマライゼーションから波及した事例　112

第 11 章 ICF (国際生活機能分類) とは何か

1 国際障害分類（ICIDH）の国際的評価　116
2 新国際基準としての国際生活機能分類（ICF）　118
3 ICFの構成　120
4 事例を通じてICFを理解する　122
　コラム●東京パラリンピック　124

第 12 章 | 日本の障害者福祉の変遷と現状

1　障害者基本法に定義される障害者とは　126
2　身体障害、知的障害、精神障害の区分　126
　（1）身体障害　126
　（2）知的障害　127
　（3）精神障害　128
3　障害者福祉と障害者基本計画　128
4　障害者福祉から支援費制度へ　129
5　支援費制度　130

第 13 章 | 疾病と国際疾病分類

1　「病い」とは何か、「疾病」と何か　136
2　疾病の原因がわからなくても病気の対策はできる　138
3　国際疾病分類（ICD）の歴史　140
4　国際疾病分類法とは　141
5　国際疾病分類の応用　144

第 14 章 | 診断群分類別支払方式「DPC」とは何か

1　アメリカで始まった診断群別包括支払い方式　148
2　日本の診断群分類別包括支払い方式　149
3　診断群分類別包括支払いとクリティカルパス　154

第15章　リハビリテーションの歴史と課題

1　世界のリハビリテーションの歴史　158
2　日本のリハビリテーションの歴史　159
3　日本のリハビリテーションの現状と課題　161
　（1）急性期リハビリ　161
　（2）回復期リハビリ　162
　（3）維持期・生活期リハビリ　164
　コラム●リハビリテーションとの出会い　168

第16章　個人情報保護とは何か

1　医療機関の個人情報の漏洩事案　170
2　患者の人権意識の高まりと病院の対応策　172
3　個人情報保護のグローバル化　173
4　日本の個人情報保護法　174
5　情報の開示　176
6　情報の保護　177
7　個人情報保護で変わったこと　178
　コラム●個人情報保護法　180

第17章　生命倫理とは何か

1　生命倫理の歴史　182
2　脳死移植とは何か　184
3　脳死は人の死と言えるのか　184

4 日本初の心臓移植「和田心臓移植」の闇　186
5 インフォームド・コンセントの歴史　188
6 日常の臨床の中で遭遇する生命倫理課題　189

第18章　人生の最終段階の医療・ケアの決定プロセスガイドライン

1 目前に迫る高齢多死社会と新ガイドライン　194
2 英米諸国の終末期医療の反省と新しい取り組み　194
3 アドバンスド・ケア・プランニング　196
4 新ガイドライン　200
5 ヨーロッパの尊厳死法　202
6 フランスの終末期の患者の権利法「レオネッティ法」　203
7 ターミナル・セーデーションを合法化したクレス・レオネッティ法　204
　コラム●坊さんに先を越された話　207

第 1 章
健康とは何か、
健康を決める要因とは何か？

1 健康とは何か？

「健康」とは何だろうか？
　医療概論の授業で学生たちに聞いて見ました。
「健康と感じるのはどんな ときだろうか？」「健康でないと感じるのはどんなときだろうか？」
　——さまざまな答えが返ってきました。
「走ったり、スポーツをしているときに健康だと感じる」「ぐっすり眠れた朝は健康だと感じる」。逆に健康と感じられないときとは、「花粉症のとき。今年は花粉症がひどくて鼻みずと目のかゆみで悩まされた」「インフルエンザに罹ったとき」「バイトでミスして怒られて気持ちが沈んだとき」「仲間はずれにされて気分が落ち込んだとき」など。
　やはり身体の健康や心の健康、人間関係のストレスなどが真っ先に上がってきました。
　健康は、「身体」と「心」の健康の2つの側面から成ります。世界保健機構（WHO：World Health Organization）でも健康の定義を以下のように身体 と心（精神）の健康を最初に取り上げています。
「健康とは、身体的、精神的、社会的にすべてが完全に良好な状態であり、単に病気がないとか病弱でないということではない（Health is a state of complete physical, mental and social well-being and not merely the absence of disease or infirmity.）」
「健康」と言えば、まずは身体的な精神的なものを思い浮かべることが多いのではないでしょうか。しかし、単に病気でなければよいというのは健康とは言えません。身体的にも、精神的にも、さらには友達や社会とのよい関係を保つことなど、すべてが良好な状態でなければ、健康とは言えないということです。
　また病気を持っている人の中にも「健康」と感じている人もいます。あるリウマチ患者さんがこう言っていることを聞いたことがあります。「わたし、この病気になってからもう30年以上になるんですけど、むしろこの病

気に感謝しているのね。先生たちのおかげで、薬もよく効いて、ふだんはあまり症状がなく過ごせています。やっぱり時々手首が腫れたりして、洗い物とか手を使うときに困ってしまうけれど、不思議なことに自分が『病気』だと思ったことはないんです」。

現代では、病気や障害の不安から全く無縁で生きている人のほうが少数派です。2014年に厚生労働省が5000人を対象に行った健康意識に関するインターネット調査においても、6割の人が「健康に不安」を抱えていることがわかりました。具体的には、「体力が衰えてきた」「持病がある」「ストレスが溜まる、精神的に疲れる」「歯が気になる」「がんに罹るのが怖い」「心筋梗塞、糖尿病などが怖い」などです。

健康と疾病や障害とは人の一生の中で、虹の色のように連続するグラデーションのようなものです。あるときは健康で、あるときは病気となり、ときには障害を持ち、そして老いていくのが人生です。このように健康とは幅広い概念なのです。次に、健康を決定する因子について見ていきましょう。

2 健康を決める要因とは何か？

健康を決めている要因はなにか？
医療の進歩が健康に関係あるのか？
よく「医療や医薬品が進歩したので、かつての感染症の脅威から人はまぬがれて健康な生活を営めるようになった」と言われますが、果たして本当にそうでしょうか？

イギリスのマッキューン教授は、イギリスの死亡率の経年変化を調査しました。1950〜52年の死亡率を100として19世紀にまでさかのぼってその死亡率の変化を調べたところ、なんと19世紀の後半、1870年代からすでに死亡率の減少が始まっていたのです。イギリスのフレミング博士がペニシリンを発見するのが1928年ですので、抗生物質の発見以前からイギリスの死亡率は下がり始めていたのです。このときの死亡率の低下は水道や下水道の整備など環境衛生の改善が関係していると言われています（図1-1）。

シャーロックホームズの舞台は1880年代のロンドンです。実はこの頃の

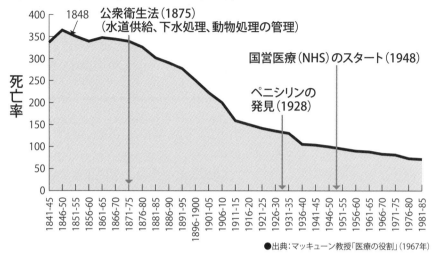

[図1-1] 英国の死亡率の経年推移

（1950-52年を基準の100としている）

●出典：マッキューン教授「医療の役割」(1967年)

　ロンドンの市街地の道には馬車を引く馬の糞があふれ、ネズミが走り回り、汚染された井戸が原因でコレラが蔓延する不潔な街でした。こうした環境が改善されたことが住民の死亡率を下げました。つまり、健康を決めたのは安全な水、下水道の整備のような衛生状態の改善、栄養の改善、居住環境の改善などの社会環境要因によるところが大きいのです。

　このほかにも同じような調査データは多く存在し、かつては猛威をふるった結核による死亡率が減り始めるのは1850年代以降で、結核菌が発見される実に30年前、さらに結核の化学療法が普及する100年も前のことです。結核も人々が都市に集まり、人口が稠密になった都市部からその流行がスタートしました。結核もやはり都市の衛生環境の改善や人々の栄養状態が改善するにつれて、結核菌や化学療法剤の発見以前にすでにその死亡率が減少し始めていたのです。このことは百日咳やはしかでも明らかにされている事実です（図1-2）。

　たとえば家の中で飼っている犬や猫などのペットの寿命も最近延びています。このペットの寿命の延びを、獣医学の進歩や獣医の数が増えたことが

[図1-2] 医学の進歩より前に死亡率が下がり始めている

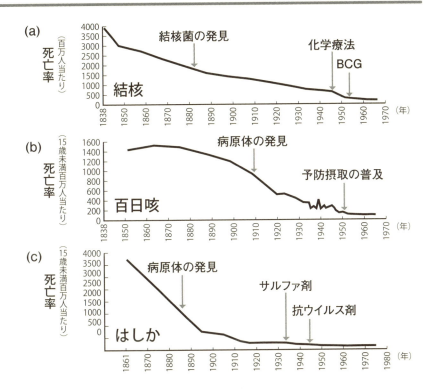

すべてとは誰も思わないでしょう。もちろん獣医学の進歩や獣医が貢献する部分もありますが、ペットの寿命の延びの大部分は、清潔な水とドッグフードやキャットフードの普及、人と同じ冷暖房完備の住環境の中でペットが暮らすようになったことのほうが大きいのです。その一方で、野良猫の寿命は相変わらず短いのです。

3　社会体制や経済状況と健康との関係

次に、健康には社会体制や経済状況が大きく影響しているということを見ていきましょう。

健康を表す指標にはいくつかあります。先述した死亡率や平均寿命という

指標が健康を表す指標としてよく用いられます。「死亡率」とは、ある一定期間（たとえば1年間）に、ある人口集団（たとえば10万人）の中で、何人が死亡したかを見ている指標です。そのほかに健康を表す指標には「平均寿命」が用いられます。平均寿命とは、その年に生まれた0歳の赤ちゃんがあと何年生きるかを表した指標です。たとえば2017年の日本人の平均寿命は女性が87.26歳、男性が81.09歳です。死亡率が低く、平均寿命が長い国の住民は健康であると言えるでしょう。

この平均寿命が実は社会体制、経済状況の変化に大きく影響を受けるのです。東西冷戦の結果、1991年にソ連邦が崩壊しました。するとこの社会体制の変化でロシア人の平均寿命が大幅に短縮したことが知られています。図1-3はロシア人と先進諸国（OECD）の平均寿命の推移を比較した図ですが、1991年のソ連邦崩壊で一時的にロシア人の平均寿命が大幅に下落し、体制の安定化とともに上昇したことがわかります。しかし男女ともにOECDの平均寿命にはまだ追いついていないことも見て取れます。

それでは、ソ連邦の崩壊でなぜロシア人の平均寿命が短縮したのでしょうか？

それはもともとあったロシア人男性のウォッカの飲酒習慣が関係していると言われています。ソ連邦崩壊に伴う1990年代のロシアの深刻かつ長期にわたった景気後退、失業率の上昇、社会保障の崩壊で人々の心理的ストレスが増大し、それが男性のウォッカ飲酒習慣に拍車をかけ、飲酒にまつわる疾患や事故や犯罪が増えたことに起因しているのではないかと言われています。このように社会体制の混乱や社会経済状態の変化が国民の健康に大きな影響を及ぼしているのです。

4 母親の識字率と子供の健康との関係

健康指標には1歳未満の「乳児死亡率」もよく用いられます。乳児死亡率は出生1000人に対して1歳未満で亡くなる乳児の比率のことです。その比率が低ければ子供たちの健康が良いということです。この乳児死亡率と初等教育への就学率、特に女子就学率が高まるほど乳児死亡率が低くなることが

[図1-3] ロシア人の平均寿命はソ連崩壊で短縮した

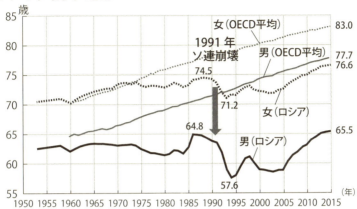

（注）ロシアの1953年、1958は、それぞれ、1950-1955年、1955-1960年の国連推計数値である。
（資料）World Bank、WDI Online2017.8.12（OECD平均及びロシア1960年以降）
UN Demographic Yearbook 1997 – Historical supplement（ロシア1958年以前）

よく知られています。

　次頁の図1-4のグラフは、韓国とコスタリカを比較して、初等教育総就学率が高まると乳児死亡率が低くなることを示しています。韓国では1960年に1歳未満の乳児1000人中90人が死亡していましたが、初等教育総就学率が上がるにつれて急激に減り、2000年には1000人中わずか5人にまで低下しました。

　一般的に、女子の小学校就学率が10%上がると、乳児死亡率が1000人当たり4.1ポイント低下すると言われています。これは、女性が教育を受けると女性の識字率が高まり、母子保健の知識が広まり、女性が上手に子供を育てることができるようになることと関係しています。また就学のため初婚年齢が遅くなり、生む子供の数が減り、少ない子供を大切に育てるために死亡率が低下するというわけです。ですから途上国でいまだに多い乳児死亡率を減らすためには、女子の初等教育がカギだと言われているのです。

　第1章では、健康に影響を与える健康の決定因子を見てきました。もちろ

乳児死亡率と初等教育

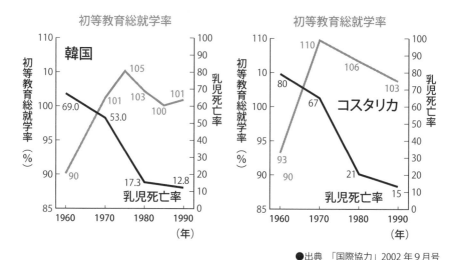

●出典 「国際協力」2002年9月号

ん医学・医療の進歩はすばらしいのですが、医学・医療が健康に与える影響は思っているほど大きくはありません。健康に重大な影響を及ぼすのは、安全な水や食品、教育、住居、そして安定した社会制度や経済状態です。今まさに戦乱只中にある中東の国シリアを考えてみてください。長年の戦争で荒廃したシリアの人たちに健康とは何かと聞けば答えは一つです。「平和」こそが健康を決定する因子だと答えるに違いありません。

【まとめ】
1 健康を決める要因は、安全な水や食品などの社会環境要因。
2 社会体制の混乱や社会経済状態の変化が健康に大きな影響を及ぼす。
3 母親の識字率が向上すると乳児死亡率が低下する。

第2章
健康増進と新公衆衛生運動とは

1　健康増進とは何か？

　第 2 章では、よりよい健康を目指すための健康増進（Health Promotion）の考え方を見ていきましょう。

　健康増進は、もともと第二次世界大戦直後の 1946 年に WHO（世界保健機関）が提唱した「健康とは、身体的、精神的、社会的にすべてが完全に良好な状態であり、単に病気がないとか病弱でないということではない」という健康の定義に基づいています。つまり理想的な健康の状態を想定し、それに向かって健康をさらに良くすることを意味しています。また、健康増進は「人々が健康を管理し、より健康に過ごせる可能性を追求すること」とも言われています。ただ、この健康増進の考え方は時代や社会の変化とともに大きく変わってきています。

　第 1 章で述べたように結核やその他の感染症が蔓延していた時代は、感染症予防が公衆衛生のもっぱらの仕事でした。このため感染症の予防、特に身体的な抵抗力の強化や、健康教育によって感染機会を避けることが公衆衛生の役割でした。ちなみに公衆衛生（Public Health）とは、WHO によれば「組織された地域社会の努力を通して、疾病を予防し、生命を延長し、身体的、精神的機能の増進をはかる科学であり技術である」と定義しています。

　さて第二次世界大戦直後の日本は、まだまだ感染症が流行した時代でした。戦後の 1949 年生まれの筆者も子供のころにはよく感染症にかかり、はしか、しょう紅熱、回虫症などありとあらゆる感染症にかかっていました。筆者だけでなく、この頃の子供たちはみんな感染症にかかっていました。子供の頃に見た映画『ノンちゃん雲に乗る』（石井桃子原作）の主人公の 8 歳の女の子のノンちゃんもやはり「赤痢」に罹患し、発熱したノンちゃんが家の冷たいガラス窓に頬をつけて冷やす場面を今でもなぜかよく覚えています。

　当時は手洗いやうがいをすること、屋台でアイスキャンデーを買って食べないことが感染から身を守るという、いわゆる「感染予防」が公衆衛生活動の中心でした。

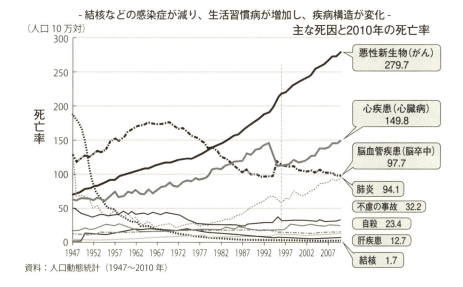

[図2-1] 死因でみた死亡率の推移

- 結核などの感染症が減り、生活習慣病が増加し、疾病構造が変化 -
主な死因と2010年の死亡率

悪性新生物（がん） 279.7
心疾患（心臓病） 149.8
脳血管疾患（脳卒中） 97.7
肺炎 94.1
不慮の事故 32.2
自殺 23.4
肝疾患 12.7
結核 1.7

資料：人口動態統計（1947〜2010年）

　しかし時代は変わり、1970年代になると、社会は豊かになり、医学はさらに進歩し、いろいろな新しい治療法が開発されました。同時に時代は、感染症の時代から生活習慣病などを代表とする非感染性疾患（ＮＣＤ：Non Communicable Disease：NCD）の時代へと大きく移り変わっていきました。この流れは我が国でも同様で、図2-1で見られるように、戦後まもなく結核などの感染症による死亡率が減り、がん、心臓病、脳卒中などの非感染性疾患による死亡が急速に増えました。なお、肺炎による死亡が増えているのは高齢者人口が増えて高齢者の誤嚥性肺炎による死亡が増えたことによります。

2　新公衆衛生運動と「健康日本 21」

　感染症は病原菌という特定の単一原因論で解明ができます。しかし最近問題になっている「生活習慣病」は後述するように、食事、栄養、運動、そのほかの社会環境因子を含めたさまざまな要因に基づいて起こります。感染症の時代から生活習慣病のような非感染性疾患の時代においては、感染症時代

の旧来の公衆衛生アプローチでは時代にそぐわなくなってきたため、先進各国では、新しい公衆衛生アプローチである「新公衆衛生運動」(New Public Health Movement) が 1970 年代から巻き起こりました。

このような運動の中、1974 年にカナダのラロンド保健大臣による報告書、「ラロンド報告」が発表されました。ラロンド報告では、公衆衛生活動をそれまでの疾病予防から健康増進へ重点を移すことを宣言しました。そして 1979 年、ラロンド報告の基本概念に基づいて、アメリカ厚生省のマクギニス技官は「ヘルシーピープル (Healthy People)」という新たな国民的健康政策を打ち出しました。

この新政策の特徴は、疫学や健康への危険因子（リスクファクター）を重視し、特に個人の生活習慣の改善による健康の実現に重点を置いたものでした。ヘルシーピープルでは、科学的に立証された数値目標を人生の年代別で設定し、国民運動としてその目標を達成する手法をとっています。

数値目標を設定し、健康の改善を目指すという目標管理型の健康増進の手法は 1980 年代には世界中に拡がりを見せました。特にヨーロッパでは、1982 年に提唱された「西暦 2000 年にすべての人に健康を」運動 (Health for All to 2000) の一環として、32 ヶ国で 12 の領域における約 200 の指標が設定され、運動が推進されました。

こうした新公衆衛生運動の波が日本にも 2000 年ごろに押し寄せます。それが「健康日本 21」運動です。

2000 年に始まる「健康日本 21」は 2010 年を目標年として、以下の 9 分野 59 項目において数値目標を定め、政府が企画し、実施は地方自治体が行いました。9 分野とは、①身体活動・運動、②こころの健康づくり、③たばこ、④アルコール、⑤栄養・食生活、⑥歯の健康、⑦糖尿病、⑧循環器病、⑨がんの 9 つです。健康日本 21 の実施に当たっては、行政、関係団体、マスコミ、職場、学校、地域、健康関連産業を巻き込み多重的に行われました。この評価が 2011 年に行われ、59 項目のうちおよそ 6 割に改善が認められたと言います。

そして 2013 年より、「健康寿命の延伸及び健康格差の縮小の実現」を目標に掲げて第二次健康日本 21 が始まっています。第二次健康日本 21 では、

[図2-2] 新公衆衛生運動の歴史

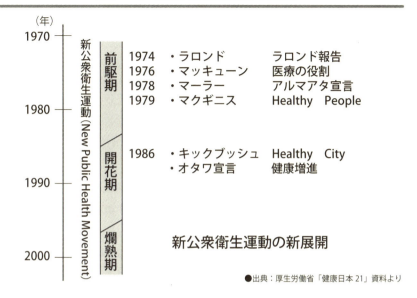

●出典：厚生労働省「健康日本21」資料より

[図2-3] 「健康日本21」での目標設定

基本方針
◎一次予防の重視連携
・健康づくり支援のための環境整備
・具体的な目標設定とその評価
・多様な実施主体間の連携

◎9分野からなる具体的な目標を設定

①栄養・食生活
②身体活動・運動
③休養・こころの健康づくり
④たばこ
⑤アルコール
⑥歯の健康
⑦糖尿病
⑧循環器病（脳卒中を含む）
⑨がん

〈例〉
・20〜60歳代男性で、肥満度を15％以下にする
・20歳代女性で、やせの者を15％以下にする
・野菜の1日当たり平均摂取量を350グラム以上にする
・多量に飲酒する男性の割合を3.2％以下にする
・朝食を食べない20歳代男性を15％以下にする
・男性の歩数を1日9,200歩以上にする
・公共の場では分煙を100％実施する

●出典：厚生労働省「健康日本21」資料より

生活習慣病の発症予防や重症化予防を図るとともに、社会生活を営むために必要な機能の維持及び向上を目指し、これらの目標達成のために、生活習慣の改善及び社会環境の整備に取り組むこととしています。ちなみに「健康寿命」とは、平均寿命と日常生活に支障のない期間のことで、2010年時点の健康寿命は男性で70.42歳、女性で73.62歳となっています。

3　生活習慣病予防とメタボリック症候群

　さて時代は感染症の時代から非感染性疾患（NCD）の時代へと移行しました。このNCDの代表格が生活習慣病です。生活習慣病とは、食習慣、運動習慣、休養、喫煙、飲酒などの生活習慣がその発症、進行に関与する疾患群のことです。英語では「ライフスタイル病（life style related disease）」とも呼ばれています。生活習慣病の代表格ががん、循環器疾患、糖尿病、慢性閉そく性肺疾患（COPD：Chronic Obstructive Pulmonary Disease）です。これらの疾患は生活習慣を改めることで予防可能です。

　予防の考え方には、1次予防、2次予防、3次予防の3段階あります。1次予防は生活習慣の改善で「生活習慣病予防」のことで、2次予防は健康診断（以下、健診）による疾病の早期発見・早期治療のことです。そして3次予防とは、疾病の重症化予防のことで「疾病管理」とも呼ばれています。

　ここでは、1次予防の中でも生活習慣病予防の要とも言えるメタボリックシンドローム（以下、メタボ）について見ていきましょう。
「メタボ」という言葉が社会の中ですっかり定着しましたが、太っていてお腹が出ていれば「メタボ」と呼ばれるようになりました。お腹がでっぷりとせり出したような、中高年男性に多い「内臓脂肪型肥満」が健康的ではないこと、そして、その対策として生活習慣を改善しましょう、といった雰囲気が社会の中に急速に広まりました。

　実はメタボが広まるきっかとなったのが、2006年の医療制度改革関連法案の中でメタボが定義され、このための健診や保健指導、医療機関への受診促進を保険者に義務付ける法律が国会で通ったことによります。保険者の行う健診や保健指導については別の章で見ていくことにしましょう。

[図2-4] NCDと生活習慣との関連

- これらの疾患の多くは予防可能 -

	禁煙	健康な食事	身体活動の増加	リスクを高める飲酒の減少
がん	○	○	○	○
循環器疾患	○	○	○	○
糖尿病	○	○	○	○
COPD	○			

　メタボは次のような診断基準に基づいて診断が決まります（次頁の図2-5）。具体的には、Aの腹囲と、Bの①脂質、②空腹時血糖、③血圧のうち、Aの条件に当てはまったうえで、さらにBのうち2つ以上の条件が当てはまれば「メタボ」と言われます。

　ところでメタボ人口は、現在、40歳から74歳の人口のうち男性の2人に1人、女性の5人に1人と言われています。その数約960万人、メタボ予備群者数の980万人と合わせて約1,940万人、およそ2,000万人もいることがわかっています。

　メタボがなぜこれほど問題になるかというと、メタボを放置しておくと、深刻な病気が次々と起こる「メタボのドミノ倒し」が始まるからです。メタボを放置すると多くはまず糖尿病を発症します。糖尿病は血中のブドウ糖（血糖）を下げるインスリンというホルモンの相対的、絶対的不足により起こり、血糖値が上がります。血糖値が上がっただけでは症状はないのですが、高い血糖値が長く続くと糖尿病になり、さまざまな合併症が次々と起きてきます。糖尿病の3大合併症と言えば、「糖尿病性腎症」「糖尿病性網膜症」「糖尿

[図2-5] メタボリックシンドローム診断基準

A おへその高さの腹囲
男性：85 cm以上
女性：90 cm以上

B ①脂質
中性脂肪 150 mg／dl 以上または、
HDL コレステロール 40 mg／dl 未満
②空腹時の血糖
110 mg／dl 以上
③血圧
収縮期血圧 130 mm Hg 以上
または、拡張期血圧 85 mm Hg 以上

Aの条件に当てはまり、
さらにBの条件の①〜③のうち２つ以上に当てはまる人は
メタボリックシンドロームです。

※定期的な健康診断と日常の生活改善に努めることが大切です。

●出典：厚生労働省資料より

性神経症」の３つです。

糖尿病性腎症になると、腎臓の機能が衰えて、血中の老廃物を体外に排出できなくなり、腎臓透析が必要になります。腎臓透析は血液を人工的な濾過膜を通して浄化してまた体内に戻す治療法で、週２〜３回も腎臓透析クリニックに通って透析を受けなければならなくなります。

糖尿病性網膜症になると、失明します。現在の中途失明のうち半数が糖尿病性網膜症による失明と言われています。

糖尿病性神経症になると、まず足裏の感覚に異常をきたします。そのうちに下肢の血行障害が起こり、最悪の場合、足を切断することにもなりかねません。

このように最初は「メタボか」と高をくくっていても糖尿病となると、最後は、透析に通い、失明し、足を切断するという恐ろしいドミノの結末が待っているのです。

そのため、このドミノの連鎖をストップする必要があります。それにはまずメタボ健診で、メタボを早期発見すること。そしてメタボであることが確

[図2-6] メタボのドミノ倒し

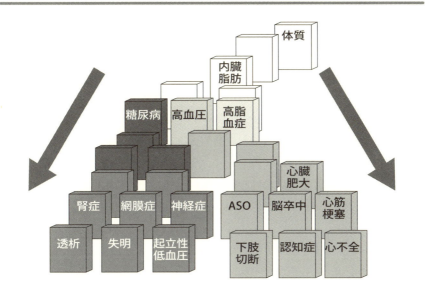

定したら、すぐに生活習慣を改善することはもちろん、糖尿病を発症した場合は早期に治療を行い、重症化予防に努めることが重要です。

4　メタボ対策で重要なのは食事療法

ほかにもメタボを放置していると起こる病気は多く、特に動脈硬化が進行して心筋梗塞や脳梗塞を引き起こします。単にメタボの段階ではほとんど症状がないので軽視しがちですが、メタボのドミノ倒しの最終コーナーには恐ろしい疾患の末路が待っています。

メタボ対策で重要なのが、まず肥満を解消することです。肥満状態にある人が食事・運動療法を行い、体重を5～10％減少することができれば、メタボはほぼ解消されると言われています。それにより高血圧症や高血糖、高コレステロールも改善すると言われています。食事療法で重要なのは、朝食を欠かさず、3食バランスよく腹八分目で食べることです。おやつにイチゴのショートケーキやかりんとう、夜食にラーメンといった間食、夜食はもっ

てのほかです。人が一日に必要なカロリー摂取量は身長・体重にもよりますが、1200〜1500キロカロリーです。メタボの多くの人は過食なので、腹八分目どころか7分目でも丁度いいくらいでしょう。また、砂糖や油は極力控えて、タンパク質は100ｇ以下にし、穀類は3分の2程度に抑える一方で、生野菜はしっかりと摂るといった食事療法が大切です。

　医療概論の授業で学生たちにアンケートを取り、ボディーマスインデックス（ＢＭＩ）を計算してもらい、痩せ・正常・肥満の状態を調べました。その結果、「正常」が多かったのですが、「痩せ」も少しはいました。食事を聞いてみたところ朝食を食べていない学生がいました。特に若い女性に多いのが過度のダイエットですが、過度のダイエットは肥満よりも悪く、女性の場合はダイエットでカルシウム不足になることがあります。骨へのカルシウムの貯金が減ると、年を取ってから骨粗鬆症になる恐れがあります。ダイエットといえども牛乳やヨーグルトなどのカルシウム豊富な食品を摂ることが大切です。また若い女性に多い鉄欠乏性貧血にも注意が必要で、鉄分豊富なレバーやホウレンソウを多く食べるようにしましょう。

【まとめ】
1. 新公衆衛生運動は、数値目標を設定した目標管理型の健康増進法。
2. メタボリックシンドロームの本当に怖いところは糖尿病などの合併症。

第 3 章
宗教と戦争に彩られた医療・病院の歴史

1　古代ギリシアの医療と病院

　病院の歴史は宗教と戦争と科学技術の進歩に彩られています。記録に残る医療というと、紀元前 2000 頃のメソポタミア文明の遺跡に粘土板医書があり、これが最古の医学書と言われています。さらに紀元前 1700 年頃のエジプトには古代の紙パピルスに医術の教科書と思われるものが残されています。

　人名として医師が登場するのは紀元前 1200 年、ギリシア神話に登場する名医・アスクレピオスです。アスクレピオスはギリシア各地に治療を行う保養所を作り、どんどん病気の人を治して最後には死んだ人まで生き返らせたため、神の怒りに触れゼウスに殺されてしまったと伝えられています。

　このアスクレピオス神を祭ったアスクレピオス神殿に集まった患者の世話をする施設が欧米の医学史の教科書では病院のルーツとされています。紀元前 4 世紀から紀元後 4 世紀までの古代ギリシア文化圏に 600 ヶ所ほど作られたと言います。この医療と健康の神アスクレピオスが持っていた「蛇の巻き付いた杖（次頁参照）」は、医療・医術の象徴として、現在でも世界的に広く用いられているシンボルマークとなっています。

2　古代ローマの軍団病院とは

　古代ローマ時代、特に紀元前 27 年以降のローマ帝国は強力かつ高度に組織化した常備軍を持っていました。この常備軍は、2 世紀頃にはローマ帝国内の推定 5,000 万人の人口に対し、30 万人規模の大軍団を保有し、地中海沿岸を支配する帝国の要となっていました。

　この常備軍は、正規軍団と補助軍団とに分かれ、前者がローマ市民権保持者から構成されるのに対し、後者は帝国内の属州の自由民から構成されていました。また、こうした軍団内には、戦闘の最前線で戦う兵士のほかにも、後方支援を行う部隊、たとえば食糧供給部隊、伝令、工兵、そして「軍医」（ラテン語で Medicus）が存在していました。軍医になるためには幾つかのルートがあったと思われます。当時優秀な技術を持っていたギリシア人医師を高

[図3-1] アスクレピオスの杖

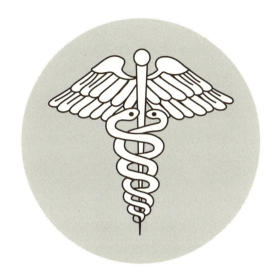

額な給料で軍隊にリクルートしたほか、軍団内の一般兵士の中から「医療従事者」を選抜し、場数を踏ませることで「軍医」として育て上げたとも言われています。軍医のほかに「包帯兵」と呼ばれる応急処置や患者の輸送に当たった兵士の記録もあります。また、幾つかの軍団駐屯地跡の遺跡からおそらく「軍団病院」と思われる当時としては最新の医療設備を備えた建物跡が発掘されています。

このように軍医制度、軍団病院から、戦乱にあけくれたローマ帝国ではすでにこうした軍病院制度が完備していたと考えられています。

3 キリスト教の宗教観に支配された中世の病院

中世のヨーロッパにおいては、今日的な意味での「病院」と呼べる施設はなく、その役割を果たしていたのは教会や修道会に併設された巡礼者や旅行者を宿泊させる施設や、極貧者、孤児、高齢者（特に寡婦）、障がい・慢性疾患などを抱えた人々を収容する貧民院であったと言われます。特にキリス

ト教の聖地エルサレムへの巡礼が流行した中世では、もともと病気を持った人が救済を求めて巡礼に出たこともあり、また健康者も旅の途中で疲労から病気になることが多かったため、そうした巡礼者を教会に併設された宿泊所である「ホスピス（hospice）」が、病院の原型ともなりました。

　もともとホスピスとは見知らぬ人をおもてなしする場（Care for Stranger）のことでした。このため病院を意味するホスピタルもホテルも同じ語源の「ホスピス」を起源としています。ちなみに、こうした教会の宿泊所で患者のケアを行っていたのは教会の修道女でした。このため、現在の看護師のナースキャップは修道女のキャップに由来しています。

　もう一つの病院の起源は、中世に流行したハンセン病や梅毒の患者を収容する施設にあります。特にハンセン病に罹患した患者たちを送り込むハンセン病者収容所が12世紀以降にヨーロッパ各地に作られ、イングランドでは少なくとも200のそのような施設が存在し、ヨーロッパ全体では2万ほどの収容所があったと推計されています。これらの施設はハンセン病患者を社会から隔離する目的で作られた施設でした。

　このようにキリスト教の宗教観に強く支配された中世では、病気の原因さえも患者の信仰心と関係づけられていて、科学としての医療やその実践の場としての現在の病院の姿はありません。このため中世ヨーロッパは科学としての医学の停滞期にあったとも言えます。

4　アラブ・イスラムの医学

　ギリシア・ローマ時代の医学はアラビア半島のイスラム教国家にも伝承されます。イスラム教国では、中世ヨーロッパの医学が停滞する中、7世紀以降、アラブ・イスラム医学が勃興します。イスラム教国では病院や医師の系統的な教育もなされていて、各病院では診察、診断、治療法を含む病気の経過を記録した診療録さえも作られていました。これらはイスラム医学の集大成としてアッ・ラーズィ刊行の『医学の貯蔵箱』が今に伝えられています。

　またこの書は同じくイスラム医学者のアヴィセンナとその弟子たちが編纂した『医学典範』とともに、次に述べるルネサンス前期の西欧諸国の医学・

医療に大きな影響を与えています。このためアラビア語由来の専門用語は多く、「アルコール」「アルデヒド」「アルカリ」「カリ」「ソーダ」などはみなアラビア語です。

5　近代医学の夜明け～ルネッサンスの医学

　中世ヨーロッパの重く宗教的な時代から、時代は合理性と科学の光のルネッサンスの時代に一気に飛びます。ルネッサンス時代には、「自然に還る」という復古主義が学問藝術のあらゆる分野に影響を与えました。医学も例外ではなく、ギリシア・ローマ時代の医学が再認識され、実証精神に基づく近代医学の夜明けを迎えます。ここでは、近代医学を切り開いた4人の医学の先人を取り上げましょう。

◎アンドレアス・ベサリウス（1514～1564年）
　ルネサンス時代で最初に科学としての医学の道を切り開いたイタリアのパドバ大学の解剖学者。1543年に29歳の若さで「ファブリカ（人体の構造について）」という本を発表し、近代解剖学を切り開いた。ベサリウスはそれまで宗教上の理由で禁止されていた人体解剖を自らの手で行ってこの人体の構造を解き明かした。

◎フィリップス・パラケルスス（1493～1541年）
　スイスの医師で、中世には錬金術として発展した化学の知識を医療に応用することを試みた。水銀、鉄、鉛、ヒ素など化合物の医薬品への応用を試み、医化学の父とも呼ばれた。

◎アンブロワーズ・パレ（1510～1590年）
　パレはフランスの床屋外科医だった。床屋外科医は下級の医師で外科処置の傍ら、床屋もしていたのでそう呼ばれている。現在、床屋の看板の赤青白のねじり棒は、赤は動脈、青は静脈、白は包帯を表している。つまり今でも床屋と外科は親戚だ。パレは当時、戦傷として登場してきた銃創の外科的治

療を数多く手がけ、血管結紮による止血法を開発したり、義手・義足を考案したり、手術の外科器具を作ったりして、外科の父とも言われている。

◎ウィリアム・ハーベー（1578 〜 1657 年）
イギリスの医師で、臨床の傍ら解剖学、生理学の研究に従事。特に心臓の運動や血液の循環を発見したことで知られている。

6　近代病院の始まり、病院医学の時代

　こうした近代医学の時代の訪れとともに、中世の教会や修道院の宿泊所や救貧院から起こった病院にも近代化の波が押し寄せます。その波の最初の洗礼を受けたのが、フランスで中世から続いている修道院の病院であった「オテル・デュウ（Hotel Dieu）」（フランス語で「神の家」の意）でした。このオテル・デュウがフランス革命のあと 1970 年にパリ市民病院として生まれ変わるのです。

　これが近代的な意味での病院の始まりと言われています。ここで医師たちはベッドサイドにおける患者の観察を重視し、その所見を記述し、そして患者が死亡すると病理解剖を行ってその病因の追求をするなど、今日的意味での病院医学がスタートしました。そして病院の中で医師の教育も行われるようになったのです。

　それまで医師と言えば富裕層の自宅を回って診療を行って生計を立てていて、貧民を見るような修道院の病院にはめったに行くことはありませんでした。ところが近代医学の波が押し寄せると、新しい知識を求めてパリ市民病院に医師が集まるようになり、精神医学、小児科学、整形外科学、泌尿器科学などの専門分化が起き、医学会が誕生し、学会誌も刊行されるようになり、それまでの修道院の病院はすっかり様変わりすることになりました。

　今もオテル・デュウはパリのシテ島に健在で、パリ市民病院の一つとして活躍しています。筆者もパリを訪れたときには必ずオテル・デュウを訪ねることにしています。

7　ナイチンゲールと近代看護の歴史

　看護の技術と職業も医療の歴史と同じくらい長いのですが、近代的な意味で看護がスタートするのは、フローレンス・ナイチンゲールに始まります。イギリスの上流階級に生まれたナイチンゲールはフランス、オスマン・トルコ帝国、イギリスの連合軍とロシアとの闘いであるクリミア戦争（1853～1856年）が始まると、志願してトルコ側のスクタリのイギリス陸軍病院に従軍看護婦として着任します。

　当時の野戦病院の環境は劣悪だったため、野戦病院で感染症などの病気で死亡する兵士の数のほうが、実際に戦場で銃弾を受けて死亡する兵士よりも多かったのです。実際にスクタリの陸軍病院での病棟死亡率は40％にも達していました。この陸軍病院の病院改革にナイチンゲールが果敢に取り組みます。

　まず薄暗く湿気の多い病室に光を取り入れ、風通しをよくし、ベッドの間の間隔をあけて病室環境の改善に取り組みました。また病院の下水道を整備し、物品倉庫を整理するなど、考えられるすべてのことを行いました。こうした病棟環境の改善の効果は明らかで、高かった病棟死亡率はナイチンゲールがスクタリに着任して半年もたたずに2％まで減少したのです。

　またナイチンゲールは当時、興り始めた統計学も駆使してその改善の過程を記述しています。そもそも病棟死亡率という概念のなかった時代にその計測を行い、「鳥のとさか」という独特の円グラフを開発してそれを表現したのもナイチンゲールでした。

8　日本の病院の歴史

　さて、日本の病院の歴史も宗教と戦争に彩られています。その歴史を年代ごとに見ていきましょう。

（1）仏教と日本の病院

日本の病院の歴史も、宗教と、特に仏教と深く結びついています。日本の最古の病院は奈良時代に仏教の布教活動の一環として作られましたが、聖徳太子が作った施薬院や、ハンセン病の患者のために光明皇后が作った悲田院が有名です。

　鎌倉時代になると、より本格的な病院が僧侶の手によって作られます。当時の仏教の僧侶は仏の教えを伝えるとともに医療活動も行っていたので「僧医」と呼ばれていました。当時は僧侶が医師を兼ねていたのです。こうした僧医の中に忍性（にんしょう）という僧医がいました。忍性は北条氏の庇護のもとに鎌倉に極楽寺を開きますが、この極楽寺に患者の世話をする桑谷（くわがやつ）療病所が作られました。この療病所では20年間に収容患者4万7千人、死亡患者1万5千人という記録が残っています。ちょっとした今の中規模病院ぐらいに匹敵する診療を行っていたことになります。

　現在では極楽寺はアジサイが美しい寺として知られています。鎌倉に出掛けたときはぜひ訪れてみてはいかがでしょうか。

（2）キリスト教と西洋医学

　室町時代になると、キリスト教の宣教師が日本に西洋医学を持ち込みます。1557年にポルトガルの宣教師アルメイダが現在の大分県に西洋式病院を初めて建設し、キリスト教の布教の傍ら住民の治療に当たりました。当時の宣教師は医学をキリスト教の布教の手段としていましたが、後に秀吉のキリシタン禁制（1587年）、江戸幕府のキリスト教弾圧政策により、各地に作られていたキリスト教の救護施設や病院は閉鎖され、国内における西洋医学は急速に衰えることになります。しかし、アルメイダの名前は今日も大分県にあるアルメイダ病院（大分市）として残っています。

　江戸幕府の鎖国政策によって、長らく西欧医学は日本に入ってこなくなりましたが、唯一の例外が長崎の出島でした。江戸幕府の鎖国政策の中で、日本人が西欧医学に触れる機会は長崎の出島のオランダ商館付きの医師との交流でした。この時代、出島を通じて西欧の外科学が日本に入ってきましたが、その外科書はなんと先述のフランスの床屋外科医パレが書いた外科書のオランダ語訳だったのです。

同様に1774年に杉田玄白、前野良沢によって翻訳されたオランダ語版の解剖図譜『ターヘルアナトミア』の翻訳が『解体新書』で、これが我が国初の解剖学書となり、その後のオランダ医学の発展の基礎となりました。

(3) 江戸時代の病院

日本の病院の歴史で忘れてはならないのが1722年に江戸の小石川薬草園に作られた小石川療養所です。黒沢明監督の映画『赤ひげ』の舞台にもなったところで、無料で江戸の庶民の治療を行う病院でした。この画期的な病院は小石川伝通院の医師小川笙船（しょうせん）の江戸幕府への目安箱への投書から実現したものです。

小川笙船が訴えたのは、「貧しいものが病気を治すための療養所を作ってほしい」というものでした。この訴状を読んだ時の将軍吉宗が腹心である町奉行の大岡越前守忠相（おおおかえちぜんのかみただすけ）に命じて小石川療養所が建てられました。大岡越前守忠相は名奉行として知られていますが、その中屋敷の跡地に現在は国際医療福祉大学東京赤坂キャンパスが立っています。

さて日本の近代的な意味での病院の源流と言えば1864年に124床で長崎の山島に作られた長崎療養所です。この長崎療養所にやってきたのがオランダの28歳の若き軍医であるポンペ・フォン・メーテルフォールトでした。ポンペは日本人の医師たちに、西欧医学の全般をたった一人で5年間にわたってオランダ語で教え続けました。当時、オランダの医学は蘭方医学と呼ばれていて、その医学を学んだ医師は当時の日本の最先端医療を長崎の出島で学んだことになります。

そのカリキュラムはポンペが講義を受けたユトレヒトの陸軍軍医学校と同じで、それも全く手抜きをすることなく基礎から教えました。講義は通訳の手を借りて翻訳されましたが、全く科学的な知識のない当時の日本人に対して近代医学を教えるのは大変な苦労だったと思われます。

さらにポンペは長崎奉行に申し出て処刑される囚人の人体解剖実習を願い出て実現されます。しかしそれを聞きつけた牢内の囚人たちが反対の騒動を起こしますが、ポンペの弟子の良純が解剖実習に献体することの意義を説き、

献体した囚人には処刑後に僧による読経を許し、手厚く供養することを約束して騒ぎを治めました。そしてついに1859年9月、長崎の西岡でポンペは長崎市民の反感の中、身の危険もかえりみず日本初の人体解剖実習を実施しました。こうしたことからポンペは日本の「近代医学の父」と呼ばれています。この長崎療養所は現在の長崎大学付属病院となっています。

(4) 明治の病院

　明治維新を経て明治時代になると、明治新政府は西洋医学の普及と医師の養成の目的で各地に官立、公立の病院が作られました。1868年には各地に富国強兵策の一環で軍病院が京都、大阪、横浜、東京に作られ、また御所病院が京都に、駿河病院が静岡に作られました。さらに1869年には官立大阪仮病院、赤倉病院（鹿児島）、好生館病院（佐賀）、公立神戸病院、官立札幌病院が作られました。

　しかし明治新政府の財政基盤がぜい弱なこともあって、こうした官立、公立の病院はそれ以上作られることはなく、1978年以降はそれに代わって私立病院の設立が目立つようになります。1886年に博愛社病院（日本赤十字病院の前身）、1912年に恩賜財団済生会の施療病院が発足しました。そのほか外科の順天堂、内科の杏雲堂というように各地に評判の名医を中心に私立病院が盛んにでき、附属の私立の医科大学も作られるようになります。

　この結果、私立病院の数が官立、公立の病院の数を上回るようになったのです。現在でも病院の数は私立の病院が公立、公的の病院の数を上回っていますが、これが日本の病院の特徴ともなっています。

　本章ではここまで医療や病院の歴史を見てきました。冒頭にも述べたように、その歴史は宗教と戦争に彩られています。その理由はこうです。

　まず病者や負傷者を診るニーズが宗教にも戦争にも共通してあったということです。宗教では魂の救済と同時に身体の病を救済するニーズがあり、戦争も同様で、負傷した兵士を治療しまた前線に復帰させることが必要でした。

　次に医療には高度な知識や技術が必要であることも宗教や戦争が医療や病院の発展を促した理由の一つです。教会や寺院とそこに集まる宗教者たちは

当時の最先端の知識人でもあり、また軍病院においても当時の最先端医療や技術の集積や開発がなされていました。このように高度の知識や技術が医療や病院の成立には欠かせなかったのです。

さらにもう一つの理由は、宗教施設や軍隊にはこうした知識や技術を支える組織と豊富な資金があったためです。宗教組織には信者の寄進や中世の教会や日本の寺院のように領地と領民を抱え、多くの収入を得ていました。軍もまた他国との国家間競争に勝つために大量の運営資金が国の税金で賄われていました。

こうしたニーズ、人材、資金、組織が宗教組織や軍にはあったため、世の東西を問わず医療や病院の発展に宗教と戦争が貢献したというわけです。

【まとめ】
1　洋の東西を問わず、医療と病院の歴史は宗教と戦争に彩られている。
2　宗教と戦争が医療の発達に貢献したのは、両者に命を救うというニーズがあり、それを支える人材、資金、組織があったからだ。

コラム●保険の歴史に名を遺したコーヒー店

　民間保険のひとつに損害保険がある。損害保険というのは火災、自動車事故、海難事故などの偶然の事故により損害を受けた人を補償する目的で作られた。たとえば火災事故であれば、家の持ち主が火災保険をかけて、家が火災にあったときに保険金を受け取るという民間保険のことだ。この損害保険の歴史に名前を残したロンドンのコーヒー店がある。それは1688年にエドワード・ロイドがテムズ河畔に作ったコーヒー店である。当時の英国ではちょうど海上貿易が盛んになりつつあるころだった。ただ当時の帆船による航海は海難事故の危険が常に付きまとっていた。このためこうした海難事故に対する民間保険がいち早く発達した。

　ロイド・コーヒー店にはたまたま、多くの船主、荷主、海上保険者等、海事関係者が出入りしていた。こうした関係者はロイド・コーヒー店に情報を求めてしだいに頻繁に集まるようになった。その情報とは海難事故に関する情報だった。そしてしだいに海上保険の取引もロイド・コーヒー店で行われるようになる。海上保険は1航海あたりの海難リスクを評価して、その保険料を航海ごとに決める。このためその航海のリスク評価に必要な情報のやり取りが関係者の間で必要だった。積み荷の価値、航路における海難情報などである。こうした情報がロイド・コーヒー店に集まる関係者の間で飛び交い、保険取引が行われたのだ。コーヒー店の店長のエドワード・ロイドが死去すると、取引の場を失った保険業者たちは、自ら資金を出し合って、人を雇って新たにロイド・コーヒー・ハウスと名づけたコーヒー店を自分たちのために開かせた。

　このコーヒー・ハウスは時代とともに本来のコーヒー・ハウスではなくなり海上保険の取引所となる。しかしロイドの店というロイズ（Lloyd's）という名前はそのまま残った。その後海上保険は英国女王のエリザベス1世の手によってイギリス人の経営に移され、やがてイギリスの海外発展とともに著しい発展をとげた。そしてロイズは世界中に強大な組織を持ち、あらゆる種類の民間保険を引き受けるようになった。

　その発端は17世紀の後半ころエドワード・ロイドが経営していた1軒のコーヒー・ハウスから始まったものだ。

第4章
幸せと豊かさを求める社会福祉の歴史

1　欧米の社会福祉の歴史

　社会福祉の歴史は、前章で見た古代ギリシアや 14 世紀のルネサンス時代にさかのぼる医療の歴史から比べれば比較的短く、今日的な意味での国の制度として社会福祉が整うのはここ 300 年ほどのことです。

　そもそも「社会福祉」は英語で「Social Welfare」と言いますが、Social は社会を意味し、Welfare とは「幸せ」や「豊かさ」を意味する言葉です。Welfare とは事をうまく運ぶこと、うまく生きることを意味していて、快適な生活から福祉という言葉が生まれました。そこから社会福祉は、個人や家族に生じる生活上の困難や生活障害を社会的な努力や方策によって解決、あるいは軽減する諸活動を総合して表した言葉で、「社会の幸せと豊かさを求める活動の一つ」が社会福祉と言えます。

　大昔から人類は、家族や部族や村落共同体の中で、互いに助け合うことで厳しい生活環境の中を生き抜き、幸せな生活を目指してきました。中世ヨーロッパのキリスト教時代には隣人愛（philanthropy）、慈善（Charity）といった形で、教会を中心とした共同体の中での相互扶助が行われていました。

　こうした共同体における相互扶助から、国の仕組みとして先進諸国の間で社会福祉が発展した歴史をひも解くと、そこにはいくつかの共通した出来事があることがわかります。

（1）イギリスの社会福祉の歴史〜エリザベス救貧法

　イギリスで最初に国が定めた社会福祉法は 1601 年にエリザベス 1 世統治下で制定された「救貧法」（エリザベス救貧法）です。当時のイギリスでは毛織物業が盛んで、イギリスで毛織物の原料の羊毛の需要が一気に高まると、領主たちは農地で農作物を作るより羊を飼ったほうが儲かるということで、自分の領地を囲いこんで羊を飼い始めました。このため土地を追い出された小作農民たちが都市部へ流れ込んだのが「第一次囲い込み運動」（エンクロージャー）と言われるものです。

　この追い出された農民を救済するために、エリザベス女王が 1601 年に救

貧法を制定して領主が農民を救うことを義務付けたのです。これが近代的な意味での最初の社会福祉法と言われています。この救貧のための財源としては、住民から取り立てた税を充てました。

さらに1700年代の中頃になると、農業の生産性革命による「第二次囲い込み運動」と産業革命の波がイギリスを覆います。ますます仕事を失った農民がロンドンに流れこみ工場労働者として働くようになったため、ロンドンの人口が急増し、貧困者、犯罪者、娼婦、浮浪者が街に溢れるようになりました。こうした都市で起きた事態には、これまでの村や教会が支えてきた伝統的な共同体の相互扶助は役に立たず、国家がかつての共同体に変わってこれらの人々を支える必要が生じたのです。

このように社会福祉の歴史は産業構造の変化や、急激な都市化による人々の暮らしの環境悪化、それに伴う貧困の蔓延に根差しています。

(2) ドイツ～ビスマルクの社会保険

ドイツにも産業革命の波が1873年に押し寄せます。これによって、ドイツでもイギリスと同様に農民が都市に流入して、当時のプロイセン王国（現在のドイツ北部からポーランド西部にかけての地域）の首都ベルリンには浮浪者や犯罪者が溢れました。こうした中、イギリスと同様、都市ではかつての教会を中心とした村の共同体による福祉は成り立たず、社会不安も巻き起こります。このため国家としての安定を図るために、社会福祉政策の必要に迫られ、プロイセン王国の宰相ビスマルクが1881年に社会保険をスタートさせました。

社会保険とは、貧困や疾病などの国民のリスクに備えるために雇用者と雇用主が資金プールを作り、貧困者や病人を救済する仕組みですが、イギリスが福祉財源に税金を充てたのに対して、ドイツはこのように保険の仕組みを活用しました。これがイギリスとドイツの大きな違いでした。

そしてヨーロッパは、フランス革命を経て、ナポレオンの時代を経て、19世紀になると近代国家としての国民国家が各地に出現し、国家間での覇権争いが始まります。この覇権争いを勝ち抜くためには、国家として国を富ませるため、国民が丈夫な子供を産み、良い働き手となり、強い軍人に育てるた

めの、国レベルでの社会福祉の仕組みづくりが求められるようになりました。
　このようにヨーロッパでは、皮肉なことに、本来、国民の幸せを追求する福祉とはまるで反対の戦争を勝ち抜くために、また国を一つにまとめるための仕組みとしての社会福祉が発展していったのでした。

（3）イギリスの世界大戦後の社会福祉の歴史〜ケインズとベバリッジ
　話をイギリスに戻しましょう。前述したように、イギリスはいち早く1601年に救貧法を定め、ヨーロッパに先駆けて社会福祉の先進国となりました。しかしそのイギリスはなんと1911年まで300年近くもずっと救貧法を引きずっていたのでした。この間、ドイツは新たな仕組みである社会保険を成立させ、後れをとったイギリスは調査団をドイツに派遣して新たな社会保障制度を作りました。それが「国民健康保険」です。それから少し経って「年金」の制度も作りました。
　またイギリスでは1930年代、第一次世界大戦の後に、世界の先進工業国を襲った大不況の中で大量の失業者を生むことになりますが、そのときにケインズというイギリスの経済学者は、「国が税金をどんどん公共事業に使って、それによって働く場所を作って失業対策に充てるべき」と提唱しました。それまでの経済学では市場は自由競争にまかせて政府の市場介入は極力少なくするという考え方が主流だったので、ケインズの考え方は当時としては政府が介入して市場を作り、失業者を減らすということで画期的でした。
　さらにイギリスでは、第二次世界大戦中の1941年にチャーチルが政権をとったときに、腹心の部下のベバリッジに将来のイギリスの社会福祉制度を描いた報告書を書かせます。この「ベバリッジ報告」がもとになって戦後のイギリスの「ゆりかごから墓場まで」という「福祉国家」の概念が生まれたのです。福祉国家とは、失業者をなくし、みんなが働いて賃金を得る社会を実現し、その税収を財源として、貧困や疾病、老齢により働けなくなるリスクを、社会全体で担うというコンセプトです。
　このケインズとベバリッジの考え方はその後、多くの先進諸国の社会保障政策に影響を与えることになります。

（4）アメリカの歴史～ルーズベルトとニューディール政策

アメリカでは1935年に社会保障法（Social Security Act）が成立し、これがアメリカの国としての社会福祉のスタートとなります。

ちなみに先述した社会福祉と社会保障とは同じような概念ですが、社会保障のほうが社会福祉より広い概念、より政策的な概念と言えます。社会保障は定義的に言えば「最低生活の維持を目的として国民所得の再分配機能を利用し、国家がすべての国民に最低生活の確保をさせる政策」のことで、墜落防止用のセイフティーネットとも呼ばれています。具体的に社会保障は、①社会保険（年金、医療、介護）、②（狭義の）社会福祉、③公的扶助（生活保護制度など）、④保健医療・公衆衛生などの4つのコンセプトを含む概念です。

話を1935年のアメリカの社会保障法に戻しましょう。この法律が必要となったのは、アメリカで1929年に起きた大恐慌が原因ですが、この大恐慌の原因は1914年～18年の第一次世界大戦にあります。第一次世界大戦の主戦場はヨーロッパでしたが、この戦争でアメリカはヨーロッパに軍事物資や工業製品などを大量に輸出し大きな利益を得ました。これにより世界経済の中心が、それまでのヨーロッパからアメリカへと移っていきました。このためアメリカは第一次世界大戦後に経済バブルを迎えますが、それも長くは続かず、ヨーロッパが戦後の復興を始めると、あえなくバブルがはじけてアメリカで大恐慌が起きました。

当時の大統領だったルーズベルトはこの大恐慌の中で、大規模な公共投資を中心とするニューディール（「新規まき直し」の意味）政策を実施します。そして1936年に社会保障法を成立させ、連邦政府直営の「老齢年金制度」や州政府による「失業保険」などの社会保障制度を立て続けに実施します。これはイギリスで起きたベバリッジやケインズの手法が大西洋を越えてアメリカにも影響を与えた結果と考えられています。

（5）東西冷戦の終結と新自由主義

しかしこうした考え方も20世紀後半に入ると、産業構造の変化や経済の国際化の波の中、さらには東西冷戦の終結で大きく変わることになります。東西冷戦とは、西側の資本主義・自由主義経済を主軸とするアメリカや西ヨー

ロッパ諸国と、東側のソ連邦とその同盟国の東ヨーロッパの共産主義・社会主義諸国によるイデオロギー対立です。結果は1989年の東側陣営の敗北に終わり、東ヨーロッパ諸国は西側の自由主義経済社会に組み込まれることになります。

　こうした中で、社会福祉の考え方も変化していきます。それまでのイギリスのケインズ型福祉国家から、市場の自由にまかせる新自由主義の考えが主流となります。たとえば、イギリスのサッチャー政権による「ケインズ型福祉国家の抜本改革」やアメリカのレーガン政権による「ケインズ型福祉国家の解体」などの、市場の自由に再び重きを置く新自由主義の時代を迎えます。この中で国営企業・公共部門の民営化、規制緩和による経済の自由化、減税と緊縮財政による「小さな政府」論が幅を利かせて、福祉政策は大きく変わります。

　このように、英米の例で見られた第一次世界大戦後の大不況に続く経済政策と社会保障制度の発展、第二次世界大戦や東西冷戦の終結、自由主義陣営の勝利といった、時代の変遷を理解することが、今日の日本の社会福祉を理解するうえでも重要です。

2　日本の社会福祉の歴史

（1）仏教福祉の歴史

　日本の福祉の歴史は、仏教の教えに根差しています。欧米諸国がキリスト教精神に基づいて福祉を形成したのと同様、日本では仏教の中の慈悲、布施と言う考え方が福祉のもとになっています。「慈悲」は「慈」と「悲」から成り、「慈」とは他者に利益や安楽を与えるところの慈しみを意味しています。「悲」は他者の苦に同情し、これを抜き去り救おうとする思いやりに由来します。また布施とは世俗的な功徳を求めるのではなく、病者を拝み供養し、貧者を拝み布施することを旨とするものです。このような仏教福祉の歴史は奈良時代から平安、鎌倉時代へと受け継がれていきます。

　第3章の医療の歴史で見た聖徳太子の施薬院、光明皇后の悲田院、忍性の鎌倉極楽寺などはこうした貧者や病者に対する仏教福祉思想の具体的な例と

も言えます。

(2) 共同体福祉の歴史～「結」「講」

　日本の福祉の歴史の中では、家族や親族、農村などの共同体における「講（こう）」や「結（ゆい）」などの相互扶助の歴史が長く続きました。
「結」は、奈良時代から見られる共同労働のことです。特に農村に多く見られ、地域によっては今日でもその形態を保っているところがあります。この共同労働は労働の相互融通であり、田植えや収穫時期、屋根の葺き替えなどを通して、共同体内で労働が対等に分配されることを原則としています。
　私事で恐縮ですが、私の父方の家は、神奈川県川崎市に江戸時代から続く農家でした。川崎大師の近くの村には「武藤」姓が多かったので、それぞれの屋号で各家を区別して呼んでいました。子供の頃にその実家の藁葺きの大屋根の葺き替えがあり、村人総出で大きな藁葺き屋根を葺き替えたことを覚えています。
　「講（こう）」という集まりもありました。講とは、かつては仏教の教えを伝える講義、講読を意味していましたが、それが転じて宗教的な小団体を意味するようになりました。この団体の中で、相互扶助を扱う「無尽講（むじんこう）」や「頼母子講（たのもしこう）」が派生して出てきます。こうした講の中で、メンバーが出資して資金プールを作り、それを相互に融通するような庶民金融の役割を果たす講もありました。再び私事になりますが、子供の頃に川崎の親戚の叔父や叔母が「今日は講の集まりがあるから出かけてくる」と言っていたことを今でも覚えています。

(3) 明治維新から始まる社会保障制度

　ここからは明治以降の日本の近代国家の成り立ちと社会保障制度の歴史を振り返ってみましょう。
　日本の明治以降の近代化と社会保障制度の歴史は、欧米の歴史と時期は異なりますが、その流れは同じです。欧米での社会保障の歴史は先述したように、1601年のエリザベス救貧法に始まり、1800年代の中頃から始まった産業革命や都市化、そして近代国家の体制の整備の中で社会保障も発展しま

す。

　日本も江戸時代の300年も続く鎖国時代を経て、1853年の浦賀へのペリー来航を機に、それまでの幕藩体制から明治維新を契機として、一気に近代の国民国家としての日本が誕生します。そして同時に先進欧米の技術や文化が国内に流れ込み、日本は中国やロシアなど隣国との国家覇権を争って、1894年の日清戦争、1904年の日露戦争の二つの戦争を行います。この間に、1900年前後までには日本は産業革命も終えていて、欧米先進諸国と肩を並べるようになります。

　こうした中、日本の都市にも工業化の波が押し寄せました。その結果、ヨーロッパで起きたのと同じように農村から多くの人口が都市に流れ込むようになり、都市の上下水道やゴミ処理などの環境整備が間に合わなくなり衛生状態も悪くなります。1900年頃までは東京でもコレラや天然痘で亡くなる人が多発しました。今では考えられないことですが、東京にも貧民街（スラム）が青山や月島のあたりにもあったのです。明治政府は、こうした都市環境の整備やコレラなどの予防対策などの公衆衛生活動に注力します。

　また日本は社会保険の制度も欧米先進各国をモデルとして、各国に劣らず早い時期から整備を進めました。たとえば、エリザベス救貧法に相当する「恤救規則（じゅっきゅうきそく）」が、1874年に明治政府によって作られます。この法律は明治政府が生活困窮者の公的救済を目的として、日本で初めて統一的な基準をもって発布した救貧法です。ちなみに「恤救」とは「あわれみを救う」という意味です。

　また社会保険はドイツではビスマルクによって1883年に、イギリスでは1911年に健康保険が始まります。日本もそれにならい1938年に国民健康保険制度を制定します。その目的は先進各国と同様、健康な国民を作るため、強い軍人を作るための「富国強兵策」の一環でした。

　実際、1938年に現在の厚生労働省の前身である厚生省ができたのは、当時の陸軍大臣の提唱によるものです。こうして厚生省は当時の内務省から分離されて設置されました。まさに当時始まりつつあった日中戦争やそれに引き続く太平洋戦争に国として備えるという意味があったのです。戦争準備が日本の厚労省を生んだという、社会福祉の歴史の皮肉は、欧米諸国と同様、

日本でも垣間見ることができます。

（4）戦後日本の社会福祉～福祉三法から地域包括ケアシステムまで
　太平洋戦争の敗北により、日本の社会福祉はすべての制度がいったんダメになりますが、連合国の占領下で、日本の社会福祉はもう一度歩み始めることになります。戦後の日本での福祉は日本国憲法第25条の「生存権」を保障する政策として取り組まれます。同条において、「国は、すべての生活部面について、社会福祉、社会保障及び公衆衛生の向上及び増進に努めなければならない。」と国の責務として明記されています。
　日本国憲法の理念に基づき、各分野における施策展開の基礎となる基本法の制定や体制整備が進められます。1949年に内閣総理大臣の諮問機関として設置された社会保障制度審議会が発表した「社会保障制度に関する勧告」（1950年）の中で、社会保障制度を次のように規定しています。
「社会保障制度とは、疾病、負傷、分娩、廃疾、死亡、老齢、失業、多子その他困窮の原因に対し、保険的方法又は直接公の負担において経済保障の途を講じ、生活困窮に陥った者に対しては、国家扶助によって最低限度の生活を保障するとともに、公衆衛生及び社会福祉の向上を図り、もってすべての国民が文化的社会の成員たるに値する生活を営むことができるようにすることをいうのである。」
　上記の理念に沿って、戦後の社会保障制度は、まず敗戦処理として始まりました。戦争から引き揚げてきた復員軍人や遺族の経済問題に対処するため「生活保護法」が制定され、続いて戦争孤児のための「児童福祉法」が制定され児童養護施設が次々と民間で作られました。次いで傷痍軍人などを救済するため1950年に「身体障害者福祉法」が施行されるなど、福祉政策として確立していくようになります。これら3つの法律を「福祉三法」と呼びますが、その後1960年代に現在の「知的障害者福祉法」「老人福祉法」「母子福祉法」が制定され、これらを合わせて「福祉六法」と呼びます。ちなみに本格的な少子高齢社会を背景に1997年に児童福祉法が改正されました。
　社会保険制度については、戦前の経験が生きていて、戦後復興とともに1961年には国民のすべてが何らかの公的保険に入る「国民皆保険」が実現

されます。具体的には、公的保険は企業などの職域で入る「職域保険」と、地域住民が入る「国民健康保険」からなります。

　1983年には人口の高齢化を背景に、職域保険と国民健康保険からお金を集めて高齢者対象の保険制度を制定され、2000年には高齢者向けの保健・福祉サービスを統合した「介護保険制度」が制定されました。さらに2008年には独立して保険料を払う「後期高齢者医療制度」が制定されました。そして2014年、地域医療介護総合確保法の成立により、「地域包括ケアシステム」の構築が唱えられるようになり、現在に至ります。

【まとめ】
1　近代日本の社会保障は、西欧諸国のそれと同じ発展の歴史を辿った。その背景には、産業革命による都市化と社会不安、戦争準備、不況対策などが横たわっている。
2　敗戦処理として始まった社会保障制度は、戦後復興とともに1961年に「国民皆保険」として結実した。

第 5 章
社会のセイフティーネットとしての社会保障制度

1　社会保障制度と社会保険の仕組み

　前章では社会福祉の歴史をひも解いて見ましたが、本章では近代社会のセイフティーネットとしての社会保障制度を見ていきましょう。

　子供の頃にサーカスで空中ブランコを見たことがあります。高いところで演技する空中ブランコの下には、そこから落ちたときに命を救う安全網（セイフティーネット）が張り巡らされていました。社会の中で何等かの事故が起きたときに命を救う墜落防止用のセイフティーネットが社会保障制度だと言えます。

　社会保障制度は広義においては以下の4つに分類されます。
①社会保険（年金、医療、介護）
②（狭義の）社会福祉
③公的扶助（生活保護制度など）
④保健医療・公衆衛生

　ここでは、中核となる社会保険制度について見ていきますが、その前に「保険（インシュアランス）」の考え方について説明しておきます。
「保険」とは、さまざまな事故の発生リスクに備えて最小の費用を事前に負担することによって、事故が起きたときに経済的保障を行うための仕組みのことです。事故には火災、盗難、死亡、傷害、疾病、失業（老齢による失業も含む）などがあります。

　こうした事故の発生リスクにあらかじめ備えるために、事故発生確率などから考えて合理的に算出した金銭（保険料）を、社会集団の構成員から徴収し、社会集団の共同の資金（ファンド）を作って、集団の構成員である個人が実際に事故にあったとき、その資金から保険金やサービス給付を行うことが「保険」の考え方です。みんなで事故のリスクを分かち合うことから「リスクシェアリング」とも言います。つまり個人の努力だけでは対応が困難な事態に集団の力でリスクを負担するという考え方です。

　次頁の図5-1に示したように、集団の構成員である個人（被保険者）が保険料を保険会社に支払い、その個人が不測の事故にあって困っているときに

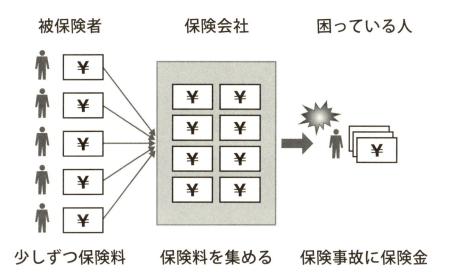

[図5-1] 保険の基本的な仕組み

保険金を支払うのが保険の仕組みです。このとき困っている人に保険金を現金で渡す「現金給付」と、物やサービスで渡す「現物給付」の２種類の渡し方があります。生命保険の場合は現金給付ですが、公的な社会保険の医療保険の場合は検査、手術、薬などのサービスとして渡す「現物給付」が主体となっています。

　保険には民間保険と社会保険の２種類があります。民間保険は火災保険、盗難保険、疾病保険、生命保険、自動車保険などがありますが、どれも個人が加入するかどうかを自由に選ぶことができる任意保険です。一方、社会保険は社会全体の相互扶助の精神に基づいて作られていて、疾病や介護、老齢による失職など誰もが直面する社会的事故によって生活困窮に陥らないための目的で作られた公的保険です。そのため制度運営に必要な絶対数を確保して長期的に安定的な保険運営を行うため、「強制加入」を原則としています。

　また社会保険は、民間保険と異なり保険料は原則としてその人の所得に応じて負担することになっています。つまり、所得が高い人は保険料も高額を収めるという応能負担を行う制度です。このような仕組みの結果、社会保険

制度は、所得の高い人から低い人に結果的に所得が移転する「所得の再分配」の機能の役割も果たしていると言えます。

　また、社会保険制度は、国が法律に基づいて制度を運営するとともに、制度の運営者（保険者という）には国や自治体が関与しています。このことにより、制度の長期的な安定と公平な処理、制度運営の経費が少なくなるなどのメリットが生まれます。さらに保険給付の一部を国が税金で負担する国庫負担を行っていることも民間保険とは大きく異なるところです。

　一方、日本以外に目を向けると、日本のような社会保険方式を採用している国ばかりではありません。税方式といって、医療、介護、福祉サービスの財源を国民からの保険料ではなく、もっぱら租税で賄っている国も多いのです。たとえばイギリスでは「ゆりかごから墓場まで」というスローガンのもと医療、介護、福祉サービスのすべてを税で賄い、基本的には無料でこれらのサービスを提供する「国民医療サービス（National Health Service）」を実施しています。また、アメリカのように民間保険が中心で、高齢者や低所得者対象に一部社会保険を導入している国もあります。

　社会保険方式、税方式、民間保険方式のそれぞれには一長一短はありますが、日本では社会保険方式を基本として採用しているのが特徴です。

2　社会保険制度と健康保険制度の仕組み

　日本では、広い意味での社会保険は大きく分けて、狭義の社会保険と労働保険からなっています。

　狭義の社会保険は、「健康保険」「年金保険」「介護保険」に分けられます。「健康保険」は病気やケガに備える保険であり、「年金保険」は高齢になって働けなくなったり、一家の働き手が亡くなったり、障害を持って働けなくなったりすることに備える保険です。「介護保険」は高齢になって介護が必要になったときに備える保険です。労働保険には、仕事中の事故や病気になったときに備える「労災保険」と、仕事を失ったときや失職中に職業訓練を受けることに備える「雇用保険」があります。

　ここでは、「健康保険制度」について見ていきましょう。

[図5-2] 保険の基本的な仕組み

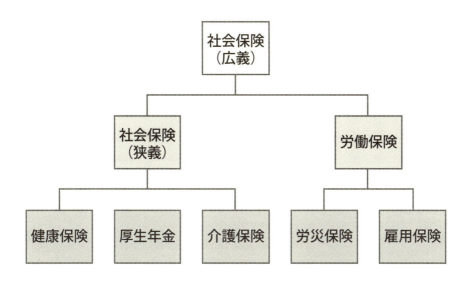

　健康保険は病気やケガをしたときに備えて、被保険者（保険加入者）が保険者に保険料を納付することからスタートします。いったん病気やケガをすると病院などの医療機関で受診し、そこで検査や薬を出してもらったり、手術をしたり治療を行います。その見返りとして患者（被保険者）は、病院の窓口で治療や検査にかかった医療費の1割から3割の自己負担分を支払います。それに対して病院は、保険者に自己負担分を除いた残り9割から7割の検査代や薬代などの治療代を請求します。このときの請求書のことを「レセプト」と呼んでいます。
　レセプトは直接、保険者に送られることもありますが、大部分は審査支払機関に送られます。審査支払機関はレセプトが保険診療のルールに対して適切に請求されているかどうかをチェックします。
　チェックは審査支払機関が、国が定める診療報酬点数表と呼ばれる医療サービスの値段表と支払ルール表に基づいて行っています。それが適正と認められれば診療報酬という医療サービスの代金が審査払い機関を通じて医療機関に支払われます（次頁図5-3）。

[図5-3] 健康保険の仕組み

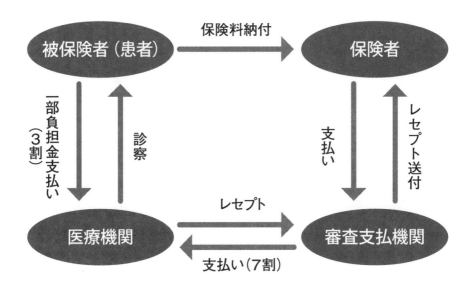

　日本ではこのようにすべての国民が保険料を納め、保険者の発行する健康保険証1枚でどこの医療機関でも医療サービスを受けることができます。こうした制度を「国民皆保険」(ユニバーサルカバレッジ)と呼びます。ただ、国民皆保険は制度の維持が技術的にも難しいため、国民皆保険を実現している国は世界の中でも少数派です。このため、日本の国民皆保険は世界の中でも注目の的となっています。

　1961年に国民皆保険制度が確立されたことにより、現在、国民は以下の何らかの健康保険に属することになっています。
・国民健康保険(市町村国保、組合国保)
・全国健康保険協会管掌健康保険(協会けんぽ)
・組合健康保険(組合健保)
・船員保険
・共済組合
・後期高齢者医療制度
　なお、保険料を支払えない生活困窮者については生活保護における医療扶

助制度が税方式で行われています。以上のような健康保険は大きくは、①職域保険、②地域保険、③後期高齢者保険の3種類に分けられています。

①職域保険

職域保険は会社や役所に勤める会社員や公務員などが加入する職域単位の健康保険のことです。同じ職業や就業形態についている人を対象にした医療保険で、雇われているサラリーマンや公務員が加入する保険ということで、そのほかの健康保険との呼び方を区別するために「被用者健康保険」とも呼びます。さらに健康保険事業の運営主体である保険者の違いによって主に次の3種類に分かれます。

（ア）組合健保

企業が単独、あるいは共同して設立して保険者となります。単独の場合常時700人以上の社員がいることが条件で、共同設立の場合は合算して常時3,000人以上の社員がいないと設立ができません。主な被保険者（加入者）は大・中規模企業のサラリーマンとその扶養者が中心です。

（イ）協会けんぽ

協会けんぽは、組合健保を設立できない中小企業のサラリーマンを対象とした健康保険で、全国健康保険協会が保険者として運営しています。主な被保険者は中小企業のサラリーマンとその扶養者です。また、全国健康保険協会は船員とその扶養者を対象とした「船員保険」も運営しています。

（ウ）各種共済組合

大きく分けると国家公務員とその扶養者が対象の「国家公務員共済組合」、地方公務員とその扶養者が対象の「地方公務員共済組合」、及び私立学校の職員とその扶養者が対象の「私立学校教職員共済」があります。

②地域保険

職域ごとに設立された職域保険に対して、地域ごとに設立されるのが地域保険です。地域保険は、主に自営業者などが加入する健康保険で、「国民健康保険」とも呼びます。

国民健康保険（以下、「国保」）は、被用者健康保険に入っている人やその

扶養者以外の主に自営業の方と、会社を退職し、会社の健康保険を継続せずに脱退した人が加入しています。

国民健康保険は各市町村（平成30年より都道府県）が運営していて、保険料率は各自治体によって異なります。また、同じ種類の職業についている人を組合員とする国民健康保険組合（以下、「国保組合」）もあり、医師、薬剤師、弁護士、土木建築業従事者などがそれぞれに国保組合を作っています。

③後期高齢者医療制度

75歳以上の高齢者と、65歳以上75歳未満で一定の障害があり、運営主体の保険者である都道府県に設置された広域連合の認定を受けた人が加入する医療制度です。広域連合は後期高齢者医療制度を運営するために都道府県ごとに設立されており、条件を満たせば被用者健康保険、国民健康保険の加入者もすべて後期高齢者医療制度に移行します。保険料の徴収は市町村が行いますが、各広域連合により保険料は異なります。

3 諸外国の社会保障制度と日本の違い

社会保障制度を「医療」と「介護」に限定して諸外国の制度と比較して見てみましょう。各国ともその歴史的経緯や文化の違いから、制度はその財源やサービス提供体制の点で以下のように大きく異なります。

◎財源の違い

税方式、社会保険方式、民間保険方式の3種類に分かれます。

税方式をとる国の代表がイギリスです。前述したように、イギリスは財源を税にもとめた国民保健サービス（National Health Service）という国営医療を行っています。「ゆりかごから墓場まで」を合言葉に、サービス提供は原則無料で、その財源の多くを租税に頼っています。その対極にあるのがアメリカで、アメリカでは医療保険は民間保険が中心で、高齢者や低所得者については公的保険が導入されています。そして、この中間にドイツ、フラン

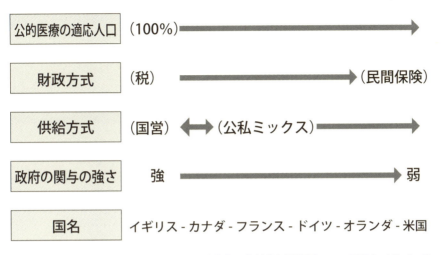

●出典　尾形裕也「社会保険医療制度の国際比較」　海外社会保険研究 Winter2003 No.145 p5〜13

ス、日本など社会保険方式をとる国々が位置しています。

◎医療提供体制の違い

　財源の違いからイギリスのように病院や診療所も基本的には国営である国、アメリカのように民間中心である国、ドイツ、フランス、日本のように国立や自治体立などの公的医療機関と民間医療機関が入り乱れた公私ミックスの国までさまざまです。さらに公的な性格の強さによって政府の関与の程度と、市場の自由にゆだねる程度にも差があります。図5-4で示したように、左へいくほど「公的」な色彩が強くなり、右へ行くほど「私的」あるいは「民間」の色彩が強くなります。

　また、イギリスとアメリカの中間に位置する日本、フランス、ドイツ、オランダの社会保険を採用する国々の間でも差異があります。どちらかと言うと政府関与の強い日本とフランスに対して、アメリカ流の市場主義の影響を受けたドイツとオランダの間では社会保険の運用方法に違いがあります。たとえば、社会保険への公費投入の割合を見ると、ドイツ、オランダでは日本

やフランスより公費投入の割合は低く、逆に民間保険の利用割合が高い。また、ドイツ、オランダでは公的保険においても被保険者が保険者を選ぶことができる自由度を持っています。こうした点から社会保険を採用する国といっても、政府の関与の強い日本、フランスとより市場の自由度が高いドイツ、オランダの2つのグループに分けることができるかもしれません。

　次の章で述べる介護保険制度においても各国の差異が認められます。介護保険制度を社会保険的アプローチで最初に導入したのはオランダですが、その制度は医療保険の枠の中で「例外的医療費法」として1968年より発足しました。このためカバーする範囲は日本の介護保険より幅広く、長期入院のほか、ナーシングホーム、精神科医療、予防的医療等まで幅広くカバーしています。

　これに対して医療保険から分離独立した形で介護保険を導入したのが日本です。日本の介護保険は1995年よりスタートしたドイツの介護保険制度を学んで2000年に介護保険制度としてスタートしました。ただ日本では要介護認定について要支援、要介護合わせて7段階でスタートしたのに対して、ドイツの介護保険の要介護認定は重度者のみの3段階でスタートしました。また、ドイツでは日本では認められていない介護保険受給者への現金給付を認めています。

　こうした社会保険方式による介護保険を採用したオランダ、ドイツ、日本に対して、もともと税方式をとるイギリスでは税財源によって国民保健サービスの一環として介護サービスが提供されています。その範囲は日本のように65歳以上の高齢者のみならず、全年齢対象で障害種別の区別はありません。

【まとめ】
1　集団の力でリスクを分散して負担する「リスクシェアリング」が保険の原理。
2　健康保険は、職域保険、地域保険、後期高齢者保険の3つに分かれる。

第6章
公助の仕組みとしての介護保険制度

1　自助・共助・公助の考え方と介護保険

　わが国では2000年から始まった介護保険制度ですが、介護保険制度を導入している国はまだ数少なく、前章で述べたように日本もドイツの介護保険制度を学んで制度を作りあげました。この介護保険モデルは、これから高齢化が進む中国、韓国、台湾などの国々でも参考になるでしょう。〝高齢先進国〟である日本の果たす役割は大きいと感じています。

　これまで高齢者の介護は家族が行ってきた歴史があります。特に日本や中国などの儒教文化圏では、年老いた父、母をみるのは息子や嫁、娘の当然の役割と考えられてきました。しかし高齢者が爆発的に増え、若者人口が激減する中、高齢者を介護することはもはや家族の役割というより社会や地域で支えることが必要となってきました。

　このため高齢者本人が健康管理を行い、できるだけ介護を受けない自立した生活を送ること（自助）、そして地域共同体がこうした身近な高齢者を共に支えること（共助）、さらに社会がこうした高齢者を支えること（公助）の3つの「助」が必要となってきました。

　介護保険制度はまさにこうした「公助」という、社会全体で高齢者を支える仕組みのひとつと言えます。

2　「身の回りの世話」とはどんなことを言うのか

　介護保険制度は、日常生活で介護が必要になった高齢者やその家族を社会全体で支えていく社会保障制度の仕組みのひとつです。「高齢になり介護や身の回りの世話が必要になる」というリスクは誰にでも起こり得ることです。では、「身の回りの世話」とは具体的にはどんなことでしょうか？

　元気なうちは身の回りのことはみんな自分で行っています。こうした日々の生活に必要な身の回りのことを行うことを、「日常生活動作」（ＡＤＬ：Activity of Daily Living）と呼びます。このＡＤＬには基本的ＡＤＬと手段的ＡＤＬがあります。基本的ＡＤＬは、日常生活上必要な動作のことで、食事、

[図6-1] ADL、IADLとは

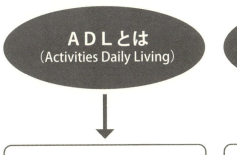

排尿、排便、トイレ動作、更衣・整容、入浴、移動などを言います。それに対して手段的ADLは「手段的日常生活動作」（IADL：instrumental activities of dairy living scale）と言い、基本的ADLよりも高次の日常生活動作のことです。具体的には食事の準備、買い物、掃除、洗濯などの家事、金銭管理、交通機関の利用、服薬管理、電話の使用、書類を書く、趣味や余暇活動などを言います。

こうした日常生活動作が高齢や疾病により一人ではできなくなり、他の人の手助け（介護）が必要になることがあります。こうしたリスクに対して設けられたのが介護保険制度です。

日本では従来、高齢者介護は家族介護が主体でした。しかし核家族化や単身世帯が増えたこと、若者人口が減ったこともあって家族介護だけに頼ることは困難となったため、高齢者介護のリスクを社会全体で負担し合い、万が一介護が必要になったときに、すべての高齢者がサービスを受けられるようにする介護保険が2000年からスタートしました。

3　介護保険サービスの仕組み

　日本では介護保険制度はドイツの介護保険制度を見習って、医療保険制度と同様、社会保険方式を採用しました。介護保険制度は、40歳以上の人が支払う「保険料」にプラスして「税金」を投入して運営されています。運営主体は市町村と特別区（以下、市町村）が行い、これを都道府県と国がサポートする仕組みです。この運営者を「保険者」と呼び、介護が必要になったときにサービスを受けることができる人のことを「被保険者」と呼びます。被保険者は、次の2つに分けられています。

①第1号被保険者……65歳以上の高齢者
②第2号被保険者……40歳以上65歳未満の医療保険に加入者（比較的若い人で、がん末期、関節リウマチ、ＡＬＳ（筋萎縮側索硬化症）などの16の特定疾患を有する人であることが条件）

　被保険者が実際にサービスを利用するためには、市町村から「介護が必要」と審査・認定された場合に限ります。具体的には、「要介護状態」または「要支援状態」と認定されなければなりません。この認定までの流れを詳しく見ていきましょう。
　まず利用者が介護の必要を感じたら、保険者（市町村）の窓口に要介護認定の申請の手続きを行います。認定の申請は、居宅介護支援事業所や介護保険施設などに代行してもらうこともできます。
　申請が受け付けられたら、調査員が自宅等を訪問して、ご本人の心身の状況や日常の生活状況等の項目について聴き取り調査を行い「認定調査票」を作成します。併せて保険者の依頼により、主治医（かかりつけ医）に「主治医の意見書」を書いてもらいます。
　こうして作成された「認定調査票」をもとにコンピューターで一次判定が行われ、この一次判定結果と「主治医の意見書」を参考に、介護・医療・保健分野の専門家で構成される「要介護認定審査会」で二次判定を行い、要介

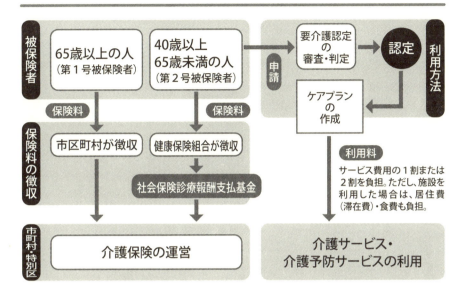

[図6-2] 介護保険の仕組み

[図6-3] 要介護度認定の区分と基準

区分	心身の状態
自立	介護保険によるサービスは受けられないが、保健・福祉サービスを利用できる
要支援1	食事や排泄などは自分でできるが、日常生活の一部に介助が必要。
要支援2	
要介護1	歩行や立ち上がりが不安定。 入浴など日常生活の一部に介助が必要。
要介護2	歩行や立ち上がりが困難。 日常生活全般に部分的な介助が必要。
要介護3	歩行や立ち上がりができないことがある。 食事や排泄など日常生活全般に介助が必要。
要介護4	歩行や立ち上がりがほとんどできない。理解力の低下。 日常生活すべてに介助が必要。
要介護5	歩行や立ち上がりができない。理解力の低下。 介護なしでは生活ができない。

護度を決定します。

　要介護度は、前頁の図6-3のように要支援2段階、要介護5段階の計7段階に区分されていて、介護の必要な程度によって要介護度が決められます。

　この要介護度に応じて、利用できる介護サービスの上限額（支給限度額）が決まります。上限額は1単位（10円）の単位数で示されています。単位数で示す理由は地域によって物価や人件費が異なるので、全国の地域を7区域に分けてその調整を行うためです。たとえば、東京23区のように物価も人件費も高い地域では、1単位は11円40銭と高めに設定されています。

　要介護度が決定したら、本人や家族の要望、生活の状況、利用できるサービスの上限額などを勘案して、「何を」目的として「どのサービス」を「どれくらい」使うか、「いつ」使うか、「どこのサービス」を使うかについて「介護サービス計画（ケアプラン）」を作成します。

　「介護サービス計画」は自分で作成することも可能ですが、介護サービスについて広い知識を持った居宅介護支援事業所の「介護支援専門員（ケアマネジャー）」に依頼して作成してもらうのが一般的です。そして作成された介護サービス計画（ケアプラン）に沿って、介護サービス事業者から介護サービスの提供が受けられるという仕組みです。

4　介護保険サービスの体系

　介護保険サービスは、次のような施設サービス、居宅サービスなどからなります。

　施設サービスとしては、介護老人福祉施設（特別養護老人ホーム）、介護老人保健施設、介護療養型医療施設。居宅サービスとしては、自宅を訪問してもらって受けるサービスとして訪問介護（ホームヘルプサービス）、夜間対応型訪問介護、訪問看護、訪問入浴介護、訪問リハビリテーションがあります。

　日帰りで施設・事業所に通って受けるサービスとしては、通所介護（デイサービス）、認知症対応型通所介護、通所リハビリテーション（デイケア）。家庭で介護が一時的に困難になったときに施設で受けるサービスとしては、

短期入所生活介護（ショートステイ）、短期入所療養介護、福祉用具等のサービス、福祉用具の貸与（レンタル）、福祉用具の購入、住宅の改修があります。
　その他のサービスとしては、認知症対応型共同生活介護（グループホーム）、特定施設入居者生活介護、小規模多機能型居宅介護などがあります。

【まとめ】
1　介護保険制度は、社会全体で高齢者を支える「公助」の仕組みひとつ。
2　健康保険も介護保険も保険の仕組みには変わりはないが、介護保険は要介護度によりサービスの上限額が決まっている。

コラム●日本の介護保険の生い立ち

　2018年11月下旬、英国放送協会BBCの特派員の取材を受けた。英国では日本の介護保険制度に注目が集まっていて、その紹介番組を作りたいとのことだった。そこで日本の介護保険の生い立ちについて紹介した。では日本の介護保険の生い立ちを振りかえってみよう。

　日本では2000年に介護保険制度がスタートした。諸外国における高齢者介護制度についてみると、北欧のように税財源により自治体が高齢者介護を行っている国と、ドイツやオランダのように社会保険方式で高齢者介護を行っている国とに分かれる。もともと日本は医療についても社会保険方式を採用していたこともあり、高齢者介護についても社会保険方式をとることになった。モデルとしたのは1995年からすでに始まっていたドイツの介護保険制度である。

　ただドイツの介護保険制度をそっくり導入したわけではない。ドイツと異なるのは、ドイツの場合、介護保険は医療保険の中に併設されて作られていることと、そして介護保険は純粋に保険料財源のみで運用されているという点だ。

　一方、日本の介護保険はドイツと異なり医療保険から完全分離して創設された。しかもその財源は、最初から保険料と税金と自己負担のミックスであるという点が異なっている。

　そして日本の介護保険のもう一つの特徴は、英国のケアマネジメントの考え方を取り入れたことだ。ケアマネジメントは、ケアマネジャーが利用者のアセスメントを行い、必要な介護サービスを組み合わせたケアプランを立てて実践していくことである。英国では1990年のコミュニティケア法により、このケアマネジメントが制度化された。これによりケアマネジメントのキーパーソンであるケアマネジャーを任命し、ケアマネジャーの関与のないサービスは禁止された。日本ではこのケアマネジメント制度を介護保険に導入することになった。

　このように日本の介護保険制度は、ドイツの社会保険方式に英国のケアマネジメント方式を接ぎ木した制度と言うことができる。

第7章
地域包括ケアシステムと多職種連携

1　世界に類を見ない超高齢化社会の到来

　団塊の世代700万人が後期高齢者になる2025年へ向けて、「地域包括ケアシステム」の構築が待ったなしとなりました。地域包括ケアシステムでは多くの医療・介護福祉の専門職やボランテイアらが連携しながら患者・利用者の問題解決に当たります。このためには医療・介護福祉専門職のそれぞれの専門性を理解したうえで、職種間の理解と連携が地域包括ケアシステムの運用には欠かせません。

　ところで、世界保健機構（WHO）の定義では、全人口に占める高齢者人口の割合（高齢化率）により次のように区分して呼んでいます。
「高齢化社会」……65歳以上の高齢者人口が7％を超えた社会
「高齢社会」………65歳以上の高齢者人口が14％を超えた社会
「超高齢社会」……65歳以上の高齢者人口が20％を超えた社会

　日本は2007年に21.5％となり、2016年にはなんと27.3％と、全人口の4人に1人が65歳以上という「超高齢化社会」に突入しました。

　さらに高齢化は進行し、戦後のベビーブーマーである1947年から49年にかけて生まれた「団塊の世代」の700万人が2025年にはそろって75歳以上を迎えます。このとき65歳以上人口はなんと3,700万人、全人口の30.3％となり、およそ3人に1人が高齢者という恐るべき時代を迎えます。

　その後、2025年以降は高齢者の人口はほぼ一定となりますが、若者の人口がどんどん減るため、高齢化率はうなぎのぼりとなり、2060年には40％近くになると想定されています（図7-1）。

　人口1億2千万人程度の国がこれほど高齢化する国は世界を見渡しても日本が初めてです。このような人口構造の変化は、社会にさまざまな影響をもたらします。「地域包括ケアシステム」の構築が急がれるのは、あと8年足らずで迫りくる「2025年問題」への備えに他ならないのです。

　そこで現在、「2025年問題」へ向けて、医療・介護の提供体制の見直しが急ピッチで進められています。

[図7-1] 高齢化の推移と将来推計

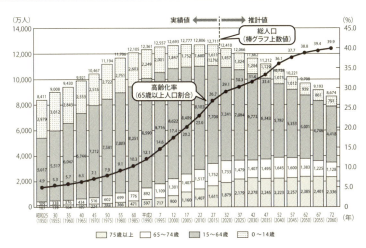

2014年6月の国会で、2025年へ向けた医療と介護の改革法、「地域における医療及び介護の総合的な確保を推進するための関係法律の整備等に関する法律案」(以下、医療介護一括法) が可決成立しました。本法は、医療法の改正や介護保険法改正などを合わせて19本の改正案を一括としたパッケージ法となっています。

この医療介護一括法の最大の政策課題が、「地域包括ケアシステムの構築」に他ならないのです。この地域包括ケアシステムに着目して、地域の保健、医療、福祉において利用可能な社会資源、特に医療・介護福祉の人材の活用と多職種チームについて詳しく見ていきましょう。

2　地域包括ケアシステムとは何か

地域包括ケアシステムとは以下のように定義づけられています。
「介護が必要になっても、住み慣れた地域で、その人らしい自立した生活を送ることができるよう、医療、介護、予防、生活支援、住まいを包括的かつ

継続的に提供するシステム」

　一言で言えば「エイジング・イン・プレイス（Aging in Place）」、すなわち「住み慣れた地域で最期まで」という考え方と言えます。

　また、地域包括ケアシステムを定義づけた「地域包括ケア研究会」の報告書（2010年3月）によれば、「ニーズに応じた住宅が提供されることを基本としたうえで、生活上の安全・安心・健康を確保するために、医療や介護、予防のみならず、福祉サービスを含めたさまざまな生活支援サービスが日常生活の場（日常生活圏域）で適切に提供できるような地域での体制」としています。その際、地域包括ケア圏域については、「おおむね30分以内に駆けつけられる圏域」を理想的な圏域として定義し、具体的には、人口1万人程度の中学校区を基本とすることとしています（図7-2）。

　また、地域包括ケアシステムには5つの構成要素を包括的にパッケージとして送り届けることが必要です。それは、①住まい、②医療、③介護、④生活支援、⑤介護予防の5つです。

①「住まい」……生活の基盤としての必要な住まいが整備され、本人の希望と経済力にかなった住まい方が確保されていることが何より必要。住まいは何も自宅ばかりではなく、グループホームや有料老人ホーム、サービス付き高齢者住宅も住まいや住まい方の選択肢の一つ。

②「医療」……病院、診療所、薬局、訪問看護ステーションなど医療機関への通院、入院、往診や訪問サービスなどが挙げられる。

③「介護」……訪問系介護、通所介護、施設入所などさまざまな介護サービスがある。

④「生活支援」……ヘルパーやボランティアによる食事準備などの身の回りの世話。

⑤「介護予防」……要介護状態になることを極力防ぐためのリハビリや栄養改善、レクリエーションや会話などが挙げられる。

　また、地域包括ケアシステムをコーディネートしたり、相談に乗ってくれる「地域包括支援センター」（「包括」とも言う）の働きも重要です。地域包括支援センターでは、保健師、主任ケアマネ、社会福祉士などが働いています。

[図7-2] 地域包括ケアシステムのイメージ

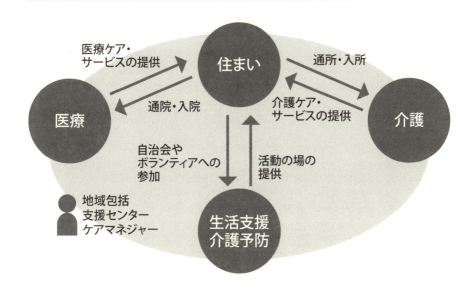

3 地域包括ケアシステムにおける多職種連携

　さて、「地域包括ケアシステム」というと難しく聞こえるかもしれませんが、そのポイントは、急性期を担う医療機関、回復期や慢性期を担う医療機関、在宅医療や通院治療を担う医療機関それぞれの専門職、さらには高齢者の生活を支えるさまざまな介護施設の介護福祉人材が、互いに顔の見える関係を築いて、患者さんや利用者さんの問題解決のために互いに連携していくことにあります。その連携ためには、それぞれの専門職の役割をお互いに理解することが必要です。それぞれの専門性を尊重し、その専門性を活かして多職種チームによるサービス提供を行うことが重要になってきます。

　地域包括ケアシステムで活躍する専門職や人材は30職種以上にも及びます（次頁図7-3参照）。医療機関、介護施設、地域生活支援サービスなどそれぞれの分野で多彩な専門職がその役割を担っています。ここでは、「医療」と「介護」の主だった人材資源とその役割について見ていきましょう。

[図7-3] 地域包括ケアシステムと専門職

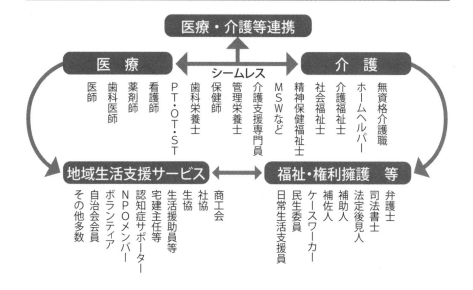

(1) 医療職

◎医師

　医師は疾病の診断と治療方針を決定して、自ら治療に臨み、多職種チーム全体に疾病に関する適切な指示を出します。また、患者さんや家族に疾病や病状を説明し、同意を得たうえで検査や薬の処方、手術など処置を行いその治療効果を評価します。

　地域包括ケアシステムでは、特に患者さんの身近にいる診療所の医師や200床以下の中小規模の回復期や慢性期を担う病院の医師が「かかりつけ医（主治医）」機能を果たすことが期待されています。

　かかりつけ医は、糖尿病、高血圧、脂質異常症、認知症などの生活習慣病の医学管理はもとより、服薬管理（ほかの医療機関と連携して通院医療機関や処方薬をすべて管理し、カルテに記載するなど）、健康管理（健診の受診勧奨、健康相談を行う）、介護保険に係る相談を受けて主治医意見書の作成を行うこと、さらには在宅医療の提供や24時間対応を行うことなどの機能を期待されています。

現在働いている医師は全国に32万人いますが、22万人が病院勤務医、10万人が診療所の医師です。そのうち在宅を専門に行う在宅療養支援診療所は1万4,000軒ほどに増えました。

◎看護師
　地域包括ケアシステムの医療チームの〝コーディネーター〟となるのが看護師です。病院でもチーム医療のコーディネーターは看護師ですが、それは地域においても同様で、看護師、特に訪問看護師が地域の多職種連携のチームには欠かせません。現在、病院に勤務する看護師は94万人いますが、全国に9,000余りある訪問看護ステーションで働く訪問看護師は4万人ほどいます。
　看護師の業務について「保健師助産師看護師法（保助看法）」では、これまで「傷病者若しくはじよく婦に対する療養上の世話又は診療の補助を行うこと」とされてきました（昭和23年法律第203号）。しかし最近、医療介護一括法で、保助看法の一部改正が行われ、「特定看護師」という新たな役割が導入されました。
　特定看護師とは、団塊世代が後期高齢者となる2025年に向けて、在宅医療などを推進していくため、医師の判断を待たずに事前に定められた「手順書」により、脱水症状等に対する輸液による補正など一定の診療の補助が行える看護師のことです。この診療行為を「特定行為」と呼び、全部で21区分38行為があります。こうした特定行為の研修を受けた看護師のことを「特定看護師」と呼んでいます。こうした特定看護師の在宅医療における活躍が期待されているところですが、まだまだ少なく1,000人足らずというのが現状です。
　これから在宅で活躍できる特定看護師が期待されています。

◎薬剤師
　2015年に厚生労働省より公表された「患者のための薬局ビジョン」において、地域における薬剤師の役割も大きく変わりました。この薬局ビジョンの中で、地域の中での薬剤師の役割が「かかりつけ薬剤師・薬局」として規定されました。「かかりつけ薬剤師・薬局が持つべき3つの機能」では、以

下のように定義されています。
①服薬情報の一元的・継続的把握……患者が受診しているすべての医療機関や服用薬を一元的・継続的に把握し、お薬手帳の一冊化・集約化を実施する。また電子版お薬手帳のようなＩＣＴ活用も推進する。
②24時間対応・在宅対応……開局時間外でも随時電話相談を実施。夜間・休日でも調剤を実施。在宅対応にも積極的に関与する。
③医療機関等との連携……処方医に対して疑義照会や処方提案を実施、処方医への患者状態の情報フィードバック、残薬管理・服薬指導を行う。医薬品等の相談や健康相談に対応し、医療機関に受診勧奨を行う。

薬局薬剤師も地域包括ケアシステムにおいては、薬物療法の専門家としてのチーム医療の一員としての役割を担うことが期待されています。現在、全国の薬局は5万8,000店舗あり、そこで働く薬剤師は15万3,000人です。

◎リハビリセラピスト
　リハビリセラピストとは、理学療法士（ＰＴ）、作業療法士（ＯＴ）、言語聴覚士（ＳＴ）などのリハビリテーション専門職のことです。
　理学療法士（ＰＴ）は、主にベッドから起きたり、床や椅子から立ち上がったり、歩いたりと、日常生活上の移動面を中心に身体リハビリを行います。また、寝たきりの患者や、運動障害を持つ患者に対して、関節運動や筋力の強化を行い、体の使い方の学習や全身運動を行います。
　作業療法士（ＯＴ）は、食事・更衣・整容など身の回りの動作や家事動作、仕事への復帰を目指した訓練を行います。また、在宅での生活を想定し、本人・ご家族の方々が生活しやすいように指導・援助を行います。
　言語聴覚士（ＳＴ）は、言語障害や、食べたり飲んだりする嚥下障害を生じた方への専門的な評価、訓練や指導を行います。
　ＰＴ・ＯＴは2000年頃からその数が増えて、現在はＰＴが13万人、ＯＴが8万人となっています。多くは病院に勤務していますが、最近では介護居宅サービス分野への進出も目覚ましいものがあります。

◎診療情報管理士

診療情報管理士とは、医療機関における患者のさまざまな診療情報を中心に、医療や健康に関する情報を「国際統計分類」（ＩＣＤ：International Classification of Disease）等に基づいて収集・管理し、データベースを抽出・加工・分析し、さまざまなニーズに適した情報を提供する専門職種です。現在、診療情報管理士は3万人を超え、医療の安全管理や病院の経営管理に寄与する高い専門性とスキルを必要とする職種として活躍しています。

◎臨床心理士
　臨床心理士とは、心の問題を抱えた依頼者（クライアント）に対し、さまざまな臨床心理学的技法を用いて問題解決のサポートをしていく仕事です。臨床心理士は以下の技法を用いて患者が抱える問題に取り組みます。
　面接や観察によってクライアントがどのような状況にいるのかを把握したうえで、心理検査などのアセスメントを行います。その結果によって、クライアントの特徴や心の問題点を明確にし、必要な援助を検討します。
　アセスメントの結果をもとに、カウンセリングや心理療法を行います。心理療法にはクライアント中心療法、精神分析療法、行動療法など、さまざまなものがあります。
　クライアントの抱える問題は、自分一人だけでは解決できない場合もあります。必要に応じて家庭、職場、学校など、周囲にも働きかけて援助を行いますが、生活環境の改善提案を行うこともあります。

（２）介護職
◎介護支援専門員
　介護支援専門員（ケアマネジャー）とは、介護保険において要支援者・要介護者が介護サービスを必要とするとき、アセスメントに基づいたケアプランを作成し、ケアマネジメントを行う専門職のことです。また、介護全般に関する相談援助・関係機関との連絡調整、介護保険の給付管理等も行います。
　ケアマネジャーの資格要件は医療・介護福祉職であることが必要ですが、現状では8割が福祉職（介護福祉士）出身者で占められていて、医療職が少ないことが課題とされています。

ケアマネジャーに求められる専門性は、利用者・家族が望む生活の実現へ向けてケアマネジメントの実践と、サービス担当者会議や地域ケア会議等を通じた地域ネットワークづくりが期待されています。現在、ケアマネジャーは全国におよそ9万人とされています。

◎社会福祉士
　社会福祉士は、年齢、性別、障害の枠を超えて、日常生活になんらかの問題を持つすべての人に、1対1で相談にのり、助言や指導を行い、援助することが仕事です。福祉関係全般の幅広い知識が必要で、福祉関係の法律や制度についてはもちろんのこと、カウンセリングを行うための心理学などについても学ぶ必要があります。社会福祉士国家試験の受験資格を取得する方法はほかの資格に比べて柔軟性があり、さまざまなルートから受験が可能で、自分の生活や仕事、学習環境に適した道筋を選択することができます。社会福祉士は全国に16.5万人働いていて、病院では「メディカル・ソーシャルワーカー（ＭＳＷ）」とも呼ばれています。また、福祉事務所では「ソーシャルワーカー」「ケースワーカー」「相談員」という職名で呼ばれることも多いです。

◎介護福祉士
　介護福祉士は高齢者や身体が不自由な人に対して介護を行うのが主な仕事です。基本的には、身体の不自由な方や介助が必要な利用者に対して、食事や入浴介助、トイレ介助、見守りなど、日常生活すべての介護を行います。介護職の中では、利用者との直接的な関わりが最も多い仕事です。介護福祉士は、社会福祉士と比べるとその数は圧倒的に多く、社会福祉士の約16万5,000人に対して、介護福祉士の登録者数は約118万人と7倍にものぼります。

4「医療」と「介護・福祉」の連携

　ここまで医療職と介護・福祉職のそれぞれの役割について見てきましたが、両者はそれぞれ専門性や教育のバックグラウンドが異なります。医療職は理

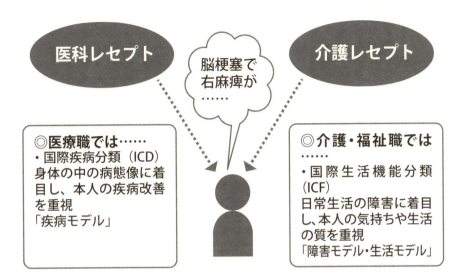

[図7-4] 医療と介護福祉ではモデルが異なり情報もレセプトも異なる

系の教育バックグラウンドであり、介護・福祉職は文系バックグラウンドです。また、それぞれ用いているモデルも異なります。

たとえば、脳梗塞で右片麻痺のおばあさんをみるとします。医療職はまず「疾患モデル」「病態モデル」で患者をみて、その疾病改善や再発予防など病態の改善を図ります。用いる分類も先述した「国際疾病分類（ＩＣＤ）」です。

一方、介護職や福祉職は「生活モデル」「障害モデル」で利用者をみて、その生活の質の改善を図ります。用いる分類も「国際生活機能分類」（ＩＣＦ：International Classification of Functioning, Disability and Health）です。なお、医療職は「患者」という呼び方をしますが、介護・福祉職は「利用者（クライエント）」と言う呼び方をします。

このように、それぞれ専門の異なる医療職と介護職がチームを組むことが必要なのです。

ここまで見てきたように、地域包括ケアシステムは医療や介護のさまざまな職種からなる多職種チームから構成されています。では、「チーム」とは一体なんでしょうか？

チームとは、共通の目的を持って集まった小集団のことです。チームが成果を生むためにはいくつかの条件があります。まずチームで解決すべき課題を抽出し、課題解決へ向けての具体的な目標を定めます。そして専門職のそれぞれの立場から患者さんをアセスメントし、何ができるかをチームメンバーで協議します。これには患者さんも参加し、また協議にはチーム間のコミュニケーションが大切です。チームをリードするリーダーも必要ですが、リーダーは誰がなっても良いのです。

　チームには「野球型チーム」と「サッカー型チーム」があります。野球では監督やその意向を受けたコーチが指示を出し、選手はその指示通りにプレーすることが求められます。各選手の役割も明確になっており、ポジションや打順はあらかじめ決められています。そして、攻撃と守備も固定的に交互に展開します。これに対してサッカーチームは状況の変化に臨機応変に対応する自律型組織です。サッカーでは、選手はポジションやフォーメーションを流動的に変えながら、自律的に動き回りボールを追いかけます。

　地域包括ケアシステムの多職種チームは、どちらかというとサッカー型チームと言えます。患者さんの状況に応じて、チームメンバーが臨機応変に自律的に動く。トップダウン型の野球と違いチームはフラットで自在に動くのが特徴です。医療や介護福祉職のチームは、それぞれの役割は異なるけれど状況に応じて臨機応変に対応する自律的なチームなのです。

　以上、地域包括ケアシステムにおいて、地域の保健、医療、福祉介護の人材資源とその活用の方法について見てきました。繰り返しになりますが、これからは多職種チームが問題解決のキーを握っています。

【まとめ】
1　地域包括ケアシステムは、①住まい、②医療、③介護、④生活支援、⑤介護予防の5つの要素からなる。
2　多職種連携の「チーム医療」が地域包括ケアシステムには必要。

第8章
多すぎる日本の病床と地域医療構想

1　病院と診療所の違い

「病院」の定義をご存じでしょうか。医療機関の設置に関して定めた医療法では、病院と診療所はその病床数によって定義しています。病院とは「20床以上の病床を有する施設」とし、診療所は「19床未満」としています。診療所にも病床を有する有床診療所と病床を有しない無床診療所があります。

2016年現在、日本の病院の病床数は全国156万床あります。病院の病床の種別により分かれていて、一般病床、療養病床、精神病床、感染症病床、結核病床があります。

一般病床は、療養病床、精神病床、感染症病床、結核病床以外の病床で、89万1,000床。療養病床は、主として長期にわたり療養を必要とする患者を入院させるための病床で32万8,000床。精神病床は精神疾患を有する者を入院させるための病床で33万4,000床。感染症病床は感染症法で決められたエボラ出血熱などの重篤な感染症患者を入院させるための病床で、現在1,800床あり、結核病床は結核患者を入院させるための病床で5,500床あります。

日本の病院の数は1990年には1万施設以上ありましたが、現在その数は8,400施設ほどで、その数はどんどん減っています。減った理由は、後で述べるように日本の病床が先進各国の中でも過剰であることが挙げられます。

一方、診療所は現在、10万1,000施設あります。内訳は、19床以下の病床をもつ有床診療所が7,600施設、無床診療所が9万4,000施設となっています。現在、コンビニの数は5万8,000件、薬局もコンビニの数と同じぐらいあります。診療所は10万件以上、コンビニや薬局の2倍近くもあるのです。

2　日本の病床は国際的に見ても過剰

ここで世界の中での日本の病床について見ていきましょう。実は日本の人

[図8-1] OECD諸国の病床数について（2008年）

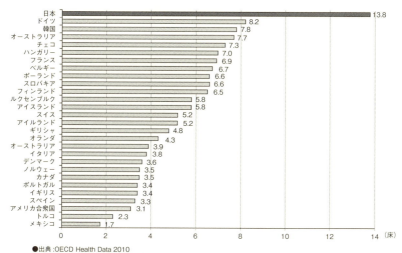

●出典：OECD Health Data 2010
注）上記の病床は、急性期・精神・療養・一般等医療機関における全ての病床数を含めたもの
（ただし、ナーシングホームや老健施設における病床数などを除く）。

口当たり病床数は先進各国の中でも多く、上の図8-1で見られるように人口1,000人当たりの病床数は13.8と先進各国の中で断トツ1位です。フランスの2倍以上、イギリス、アメリカの3倍以上にも上ります。

　病床が多いため、人口当たりの医師数、看護師数は各国と比べてそれほど変わらないのに、病院100床当たりの医師数、看護師数を比べると日本はその人数が少ないのです。次頁の図8-2で見られるように100床当たりの日本の医師数は14.3人、アメリカの75.9人に対して5分の1と少なく、看護師数も日本では63.2人に対してアメリカでは233人と3分の1程度です。つまり日本は病床数が多いために、病床当たりの医師、看護師の配置数が手薄になっているのが実情なのです。

　このように日本の病院は手薄な医師、看護師で患者をみているのが実情です。このため平均在院日数が他国より長めです。平均在院日数とは、患者が病院に入院してから退院するまでの期間が平均どのくらいかを表す指標で、病院の生産性や効率性を表す指標です。平均在院日数が短ければ短いほど、1つの病床を何人もの患者が回転して使うので、病床当たりの生産性や効率

[図8-2] 医療提供体制の各国比較（2005年）

国名	医師数 (病床百床当たり)	医師数 (人口千人当たり)	看護職員数 (病床百床当たり)	看護職員数 (人口千人当たり)
日本	14.3 (2004)	2.0 (2004)	63.2 (2004)	9.0 (2004)
ドイツ	40.3	3.4	115.1	9.7
フランス	45.6	3.4	103.1	7.7
イギリス	61.6	2.4	232.7	9.1
アメリカ	75.9	2.4	233.0 (2002)	7.9 (2002)

●出典　「OECD Health Data 2008」
※病床百床当たり医師数、病床百床当たり看護職員数については医師数、看護職員数を病床数で単純に割って百をかけた数値である。
※平均在院日数の算定の対象病床は OECD の統計上、以下の範囲となっている。
　日本：全病院の病床
　ドイツ：急性期病床、精神病床、予防治療施設及びリハビリ施設の病床(ナーシングホームの病床を除く)
　フランス：急性期病床、長期病床、精神病床、その他の病床
　イギリス：NHS の全病床(長期病床を除く)
　アメリカ：AHA(American Hospital Association) に登録されている全病院の病床

性が高いと言えます。国際比較に使われる平均在院日数は退院した患者がどれだけの日数を入院していたかを調べて、その入院合計日数を患者数で割ったものです。

　次頁の図 8-3 は平均在院日数の国際比較です。日本は近年、平均在院日数は減りつつあるものの、なお 34.7 日と長く、6.4 日のアメリカに比べて日本は 5 倍もの長さとなっています。つまり日本は病床当たりの医療従事者数が手薄なので、短期間に多くの患者をみることができません。つまり医療の生産性や効率性が各国から比べると低いのです。

3　なぜ日本は世界と逆行して病床を増やしたのか

　では、どうして日本は先進各国の中でも人口当たりの病床が多く、病床当たりの職員数が少ないのでしょうか？
　実は、今から 50 年前、1965 年頃は先進各国とも日本と同じような状況でした。人口当たりの病床が多く、1 床当たりの職員数が少なく、平均在院

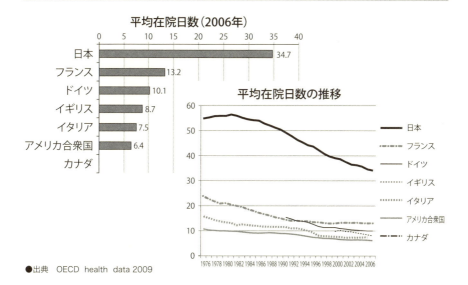

[図8-3] 平均在院日数の各国比較

●出典 OECD health data 2009

日数も長いという状態でした。なぜなら第二次世界大戦が終わったあと、各国で一様に病院と病床が増えたことによります。その理由は、医療の技術革新と戦後の好景気が挙げられます。戦後に起きた新規の医療技術や新しい治療法の開発で、病院の需要が高まり、それを戦後の好景気が後押ししたのです。

しかし、先進各国は1970年代に入ってオイルショックから経済後退期に入ります。オイルショックは、イスラエルとアラブ産油国の間でおきた中東戦争を契機に、イスラエルに味方した国には石油を売らないとアラブ産油国が言い出したことから始まりです。このため石油価格が高騰し、石油資源に頼っていた先進各国の経済が大きなダメージを受けることになりました。

それまで順調に数を増やしていた病院でしたが、オイルショックを契機に先進各国は急性期病床の数を絞り込み、病床当たりの職員数を増やし、平均在院日数を減らす方向に動き出したのです。また、医療の技術革新もその動きに拍車をかけました。医療技術が高度化、複雑化したため、昔のような手薄な職員では、高度化した医療に対処できなくなったことも背景にあります。上の図で見られるように各国とも急性期病床を絞り込み、結果として病院病

[図8-4] 平均在院日数と1病床当たり職員数

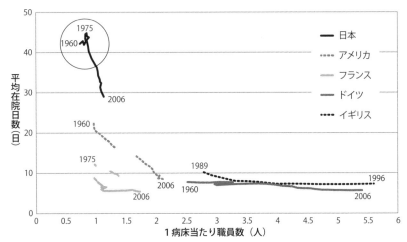

●出典　日本:「病院報告」厚生労働省　諸外国:「OECD Health Data 2008」
(注) 1. 日本は一般病院の数値である。
　　2. 諸外国はOECDの定義に基づく急性期医療(急性期病院)にかかる数値である。

床当たりの職員数を増やし、平均在院日数の短縮に成功しているのです。

こうした中で、日本だけがなぜか1970年代の初頭に先進各国の進んだ方向とは逆向きに走り出しました。このときの日本は病床を増やした割には、1床当たりの医療従事者数は増やさず、平均在院日数を一時的に伸ばしたりしました（図8-4の○で囲んだ部分）。

その理由は、1973年の老人医療費無料化にあります。老人医療費無料化は最初、自治体から始まった老人に対するバラマキ政策です。結局、国もこの自治体の動きに引きずられて無料化を行います。このときに、国際的な基準で言えばナーシングホームのような施設を病院化して、多くの高齢患者の社会的入院患者の受け入れに走ったのです。そしてその増加が急激であったことから、医療法上の医師、看護師の配置基準も満たさないような老人病院が続々と現れました。

そしてこれらの配置基準を満たさない老人病院を特例許可老人病院、さらにその基準すらも満たさない病院を特例許可外老人病院として医療法で追認することまで行ったのです。

その結果、こうした特例許可老人病院が30万床にも増加しました。こうした老人病院が出来高払いということもあって薬漬け、検査漬けが社会問題となり、その是正のために、その後介護力強化病院制度、療養型病床群、療養病床へと変遷してきました。これが今日の病院病床の過剰の一つの要因となっています。

たとえばアメリカは人口3.8億人ですが病院数は6,000しかありません。それに対して日本は人口1.2億人で8,000余りの病院を抱えています。人口がアメリカの3分の1の日本に、アメリカの1.3倍の病院がひしめいているのです。

4　医療計画が駆け込み増床を招いた

日本の増え続ける病床に規制をかけるために1985年に医療計画がスタートします。医療計画は医療法に定められた医療提供体制の基本計画のことです。国が医療計画のガイドラインを作成し、都道府県がそれぞれの実情に合わせて計画を作成します。この計画の作成は、まず二次医療圏という区域を全国に設定するところから始まります。

二次医療圏とは、その区域の中で入院医療が完結することを目標に設定された広域市町村圏域で、全国360の二次医療圏が設定されています。たとえば、東京都の場合は13の二次医療圏があり、国際医療福祉大学のある港区は「区中央部」という二次医療圏で、港区、中央区、千代田区、台東区からなります。

そして医療圏ごとに基準病床数（一般病床と療養病床）の上限値を設定し、これ以上の病床を増やすことを認めないという病床規制の上限を設けたのです。

ところがこの病床規制をもくろんだ医療計画がアダになったのです。というのも病床規制である医療計画がスタートすることが発表されたと同時に、医療計画の前に病床を増やしてしまおうという、いわゆる「駆け込み増床」が相次いだため、なんと20万床も増えてしまいました。病床規制を目指した医療計画が逆に病床数を増やしてしまったという皮肉な結果につながった

のです。

　戦後の日本の増床ピークは、第一のピークは国民皆保険が完成した1960年代のピーク、第二のピークは先述した特例許可病床（老人病院）のピーク、そして第三のピークが駆け込み増床のピークです。この3つのピークのうち特例許可病床と駆け込み増床のピークは政策の失敗だと言われています。これが現在の日本の病床が世界的に見ても多い理由なのです。

5　病床の構造改革「地域医療構想」とは

　このように膨れ上がった病床に対して、病床を根本的に見直そうという動きはさらに続きます。最近のトピックスは、日本の病床の「一般病床」と「療養病床」という大くくりの病床機能区分をさらに精緻な機能区分に置き換えること、そして日本の劇的な高齢化と若年人口の減少に対応するための病床の構造改革を行うことです。これが「地域医療構想」と呼ばれる病床の構造改革です。

　地域医療構想とは。医療計画の一環として、2014年6月に成立した「地域における医療及び介護の総合的な確保を推進するための関係法律の整備等に関する法律」（以下、「医療介護総合確保法」）に基づいて行われています。具体的には、2014年10月から地域医療構想が全国の都道府県でスタートしました。それから2年半が経過して、2016年には全都道府県で地域医療構想の作成が完了しました。

　次頁の図8-5で示したような地域医療構想は、団塊の世代すべてが後期高齢者となる2025年の必要病床数を推計する試みであり、地域医療計画の一環でもあるのです。2017年3月に報道された地域医療構想の全国集計値によると、病床数（一般病床と療養病床）は2013年の134万床から2025年には119.8万床へと約15.6万床も減少することがわかりました。この119.8万床という集計値は、2015年に発表された内閣府の専門調査会の推計115万～119万床の上限値に近い数字です。

　このような地域医療構想で必要病床数の推計を行う前提となったのが病床区分の機能分化です。これまで一般病床と療養病床という大きなくくりだっ

[図8-5] 地域医療構想

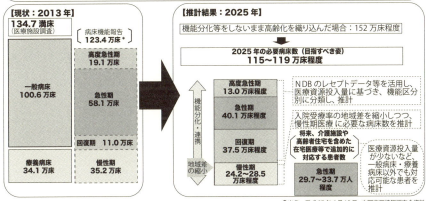

た病床区分を、まず病期ごとに①高度急性期、②急性期、③回復期、④慢性期―の４つの医療機能区分に分けました。

高度急性期、急性期、回復期については、レセプト情報から医療資源投入量という概念を用いて推計。医療資源投入量とは、１日当たりの入院費のうち、医薬品、検査、手術、処置、画像などの医療資源の投入量のことで、投入量の多い順に高度急性期、急性期、回復期の機能区分に分けられました。

具体的には、医療資源投入量3,000点以上を高度急性期、3,000〜600点を急性期、600〜175点を回復期と定義し、2013年のレセプトデータから病床機能区分ごとの患者数を推計しました。次いで2025年の人口推計から同年の患者数を推計し、それを病床利用率で割り返して病床機能区分ごとの病床数を推計したものです。

ただし慢性期については、療養病床が包括払いのため、出来高の医療資源

[図8-6] 地域医療構想における病床機能区分

医療機能の名称	医療機能の内容
高度急性期機能	◎急性期の患者に対し、状態の早期安定化に向けて、診療密度が特に高い医療を 提供する機能 ※ 高度急性期機能に該当すると考えられる病棟の例 救命救急病棟、集中治療室、ハイケアユニット、新生児集中治療室、新生児治療回復室、小児集中治療室、総合周産期集中治療室であって、急性期の患者に対して 診療密度が特に高い医療を提供する病棟
急性期機能	◎急性期の患者に対し、状態の早期安定化に向けて、医療を提供する機能
回復期機能	○急性期を経過した患者への在宅復帰に向けた医療やリハビリテーションを提 供する機能 ○特に、急性期を経過した脳血管疾患や大腿骨頚部骨折等の患者に対し、ADLの向上や在宅復帰を目的としたリハビリテーションを集中的に提供する機能(回復期リハビリテーション機能)
慢性期機能	○長期にわたり療養が必要な患者を入院させる機能 ○長期にわたり療養が必要な重度の障害者(重度の意識障害者を含む)、筋ジストロフィー患者又は難病患者等を入院させる機能

投入量の指標が使えないことから別の指標が用いられました。それが療養病床の入院受療率です。入院受療率は都道府県格差が大きく、最大の高知県と最小の山梨県の間に5倍もの格差があります。この都道府県格差を縮める方向で、慢性期の推計値が出されることになったのです。

また、地域医療構想では、同時に在宅必要量も推計しましたが、その際、「療養病床の軽症患者の医療区分1の70％と、一般病床の医療資源投入量の175点以下の患者を在宅へ移行する」という前提が置かれました。この結果、2025年の在宅必要量は29.7万〜33.7万人、つまり約30万人と推計されました。その内訳は、療養病床の医療区分1の70％が約20万人、一般病床の医療資源投入量1日175点以下（軽症者）が約10万人と想定されています。

厚労省は、一般病床の軽症患者は基本的には外来医療で対応し、療養病床の患者は後述する「介護医療院」等への転換見込量を除いたうえで、外来、在宅医療、介護サービス等で対応する考えを示しています。

また、地域医療構想では、同時に30万人の在宅への移行も進めることに

なります。在宅といっても、自宅ばかりが在宅ではありません。特養、老健、老人ホーム、ケアハウス、サ高住などさまざまな介護・医療サービスを受けられる居住系施設を充実させなければなりません。

特に我が国で遅れているのがケア付き住宅の整備です。デンマークのような北欧先進国では、すでに 1990 年代の終わりに高齢者の住宅政策を特養のような介護施設からケア付き住宅へと転換しています。

先進各国ともこうした住宅政策の転換を 1990 年代に行い、ケア付き住宅の整備を行いました。我が国でもようやく 2011 年に高齢者住まい法を改正して、「サービス付高齢者向け住宅（サ高住）」の整備が始まったところです。

このように 2025 年に向けて、病院から介護施設へ、そして特養のような介護施設からケア付き住宅へと政策の軸足が移っていきます。「もっぱら在宅、時々入院」と言われるように、自宅、居住系サービス、介護施設を組み合わせて、住み慣れた地域で安心して暮らせる「地域包括ケアシステム」が政策の中心となっているのです。

6　屋台骨の医療・介護のマンパワー不足

ここまで見てきたような地域包括ケアシステムは言い換えれば〝ハコモノ政策〟とも言えます。こうしたハコモノ政策だけでは 2025 年の高齢者を支えることはできません。政策を支えるためのマンパワーが最も重要です。

ところが、若者人口は確実に減っています。2015 年〜25 年の 10 年で日本の人口は 455 万人も減少すると想定されていますが、65 歳以上人口の 290 万人増に対して、生産年齢人口は 558 万人減るとされています。しかし、2025 年には介護職員が 253 万人必要となる見込みですが、人材の供給見込みは多く見積もっても 215 万人、約 38 万人の介護職員不足が見込まれています。たとえば、訪問看護師は現在 3 万人いますが、2025 年には 15 万人が必要とされているのです。

最新の国勢調査では、労働力人口が前回より 217 万人減の 6,152 万人になりました。こんなに労働力人口が減ったことは今までになかったことです。

また、産業分野別の人口構成も劇的に変化しています。就業人口が最も多い業種は製造業の 955 万人ですが、2000 年と比べて 244 万人も減少し、2

番に多い卸売業・小売業も239万人減の900万人です。

これに対して、就業人口が3番目に多い医療・福祉は275万人増の702万人で、医療・福祉の就業人口が全就業人口の11.9％を占めています。このままいくと2025年には、医療・福祉の就業人口が全産業でトップとなることは間違いありません。

【まとめ】
1　日本の人口当たりの病床は先進各国の中でも群を抜いて多いため、病床当たりの医師・看護師数が少ない。手薄なマンパワーで入院患者をみているため平均在院日数は先進各国の中でも断トツに長い！
2　病床の構造改革である地域医療構想が進行中である。

コラム●今はなつかしい国立療養所

　若いときに新潟の田舎にある国立療養所に勤めていたことがある。その国立療養所は戦前は陸軍の駐屯地に付属する軍病院だった。戦後、厚生省に移管されて国立療養所となった。このため私がいたころにも、太平洋戦争で負傷した傷痍軍人が、患者さんとして通院していた。ただ戦後は国立療養所は地元の一般患者にも開放されたので、私が勤めていたころには、入院患者のほとんどが、地域の住民だった。

　新潟は雪深い。このためこの国立療養所では、冬になると越冬目的のためお年寄りが入院することが多かった。はじめ越冬目的の入院なんて、そんな病院の使い方があるのかとびっくりした。ただ冬になると普段は在宅で暮らしている脳卒中の後遺症のおばあさんやおじいさんで、病室はいっぱいになる。入院してきたお年寄りは、病院のほうが自宅より暖房も効いていて、3食もそろっているので家よりも過ごしやすいという。

　入院しても普段は在宅で暮らしている患者さんなので、リハビリ以外はあまり手がかからない。このころ利用率が下がっていて空床が目立っていた国立療養所にとっては、越冬入院患者さんはよいお客さんだった。

　この章でも述べたように、もともと日本の病床は過剰なので、こうした越冬入院のような介護施設替わりの入院も可能だったのだ。実際、病院には20年以上も入院している身寄りのないおばあさんもいた。4人部屋の陽の当たる南側のベッドが居場所で、いつもお化粧をしてちょこんとベッドの上に座っていた。このおばあさんは和歌を作るのが上手で、病院の患者さん相手に和歌教室も開いていた。なんとものどかな新潟の田舎の病院の毎日だった。

　でもこうした平和な国立療養所も時代も長くは続かなかった。全国的な国立病院・療養所の再編成の中で、1995年に閉鎖が決まる。この療養所は廃止され、そのあとは地元の民間病院に引き取られた。

　今でも新潟の田舎の療養所で和歌の先生をしていた患者さんのことを思い出す。今はどうしているのだろうか？

第 9 章
課題の多い精神病床

1　世界の中の日本の精神病床の特殊性

　前の章で述べたように、日本は病床当たりの医師・看護師数が先進各国の中でも少なく、手薄なマンパワーで入院患者をみているため平均在院日数が先進各国の中でも最も長いことが課題となっています。実は、このことは精神病床においても当てはまります。

　日本の精神科病院の総数は現在、1,075 施設（2006 年）、精神病床数は 31 万床（2008 年）です。この数を、ヨーロッパ諸国、アメリカ、日本などを含む 35 ヶ国の先進諸国で構成される経済開発協力機構（ＯＥＣＤ）の国際比較データで見ると、日本の精神病床の特殊性が浮き彫りになります。

　日本の人口当たりの精神病床は 1960 年以降急速に増え、1990 年以降その伸びは止まったとはいえ、現在人口 1,000 人当たり約 2.7 床を維持しています。しかし、次頁の図 9-1 のグラフでもわかるように、米国やヨーロッパなどのＯＥＣＤ諸国は 1960 年から 80 年代にかけて大幅に精神病床を減らし、今や人口 1000 人当たり 1 床以下となっています。これに対して日本の精神病床の平均在院日数は 300 日弱とＯＥＣＤ諸国の 18 日以下と比べると際立って長く、世界の常識からかけ離れているのが実情です（図 9-2）。

　これは、日本の精神医療が、戦後長らく入院中心の医療を取り続けたことに起因します。欧米では、1960 年から 80 年代に精神医療改革が進み、入院中心主義から「地域主義」に転換しました。この間に精神疾患の患者を地域で受け入れるナーシングホームやグループホーム、地域活動拠点施設など社会復帰施設の整備が進み、精神病床からの早期退院患者を地域で受け入れる体制が整備されました。これに対して日本では、精神疾患の患者の地域での受け入れ体制の整備が遅れたのです。

2　精神医療改革の象徴「バザーリア運動」

　実は欧米でも、現在の日本と同じように、かつては精神病患者を入院病棟に閉じ込めて、暴れる患者を拘束したりしていた精神病院が多かったのです。

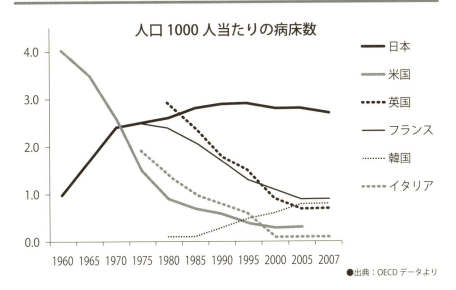

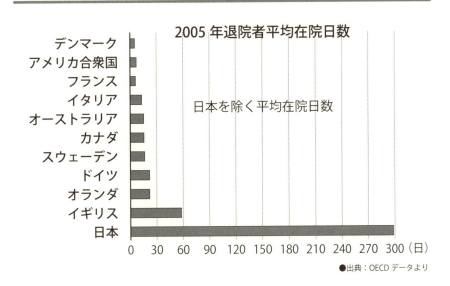

しかし、先述したように1960年から80年にかけて精神医療改革が進み、精神患者の地域化が進みました。こうした欧米の精神医療改革運動の象徴となったのが、北イタリアの都市トリエステの精神科医、フランコ・バザーリア（1924 － 1980）でした。

「自由こそ治療だ」というバザーリアの運動によってイタリアでは、1978年に、総合病院の精神科病床を除いて精神科単科の精神病棟を閉鎖する法律（バザーリア法）が制定されました。これによって患者は、町に出て、グループホームや自宅、通院などによってケアを受けることになったのです。こうしたバザーリア運動が、ヨーロッパ大陸や北米大陸の国々の精神科医療に与えた影響は大きいと言えます。

バザーリアが最初に勤務した北イタリアのゴリツィア県立精神病院の患者は地域社会から隔離され、拘束され無気力にうつむいています。バザーリアはこうした精神病院の現状の改革に乗り出しました。途中、病院から退院準備のため外泊した患者が妻に暴力をふるって殴り殺してしまうといった事件にも見舞われ、その運動は紆余曲折をたどりますが、1978年に単科の精神病院を廃止するバザーリア法の制定になんとかこぎつけたのです。

こうした改革運動が欧米に普及した結果、97頁上の図9-1で見られるようにＯＥＣＤ各国は1960年から80年代にかけて精神病床の数を大幅に減らします。この理由は、欧米では精神科病床が県立病院のような公立病院であることが多かったため、国の方針が徹底しやすいという特徴があったからです。それに対して、日本は精神病院が民間病院であることが多く、世界のトレンドとは逆に、1960年頃より精神病床を増加させる方向に進み始めました。

3　わが国の精神病院の歴史

日本では、明治の初期まで精神病患者の治療と言えば「加持祈祷」であり、大多数の患者は自宅の座敷牢に監禁されていました。1875年に公立の精神科病院として初めて京都癲狂（てんきょう）院が設立されましたが、財政的理由で廃院となり、1879年に東京府癲狂院ができ、現在の松沢病院となり

ました。癲狂（てんきょう）とは漢方医学で精神疾患の総称です。「癲」はてんかんにほぼ相当し、「狂」は行動異常や妄想を主症状とする精神病を指していました。

1900年に患者の保護に関する最初の法律である「精神病者監護法」が制定されましたが、この法律も依然として、精神病患者を社会から隔離する目的が強い「私宅監置」を中心とした立法でした。

その後、第二次世界大戦後間もない1950年に精神衛生法が制定されます。同法では、都道府県に対する精神科病院の設置義務付けと指定入院制度が創設されました。

1961年には措置入院費の国庫補助金率の引き上げが行われ、精神疾患患者を強制入院させる仕組みが完成します。そして1964年の「ライシャワー事件」をきっかけとして、精神疾患患者の入院中心主義、隔離主義が、今日のわが国の精神医療のトレンドとして定着することとなります。

ちなみにライシャワー事件とは、時のアメリカ駐日大使だったライシャワー氏が、統合失調症の少年に刺されて負傷した事件です。この事件を受けて世論も、統合失調症の患者を野放しにするのではなく、精神病院に隔離するという社会風潮に傾きます。

このようにして社会から隔絶された精神病院で事件が起きます。それが宇都宮病院事件です。

1983年、栃木県宇都宮市にある精神科病院報徳会宇都宮病院で、食事に不満を訴えた患者と見舞い客に病院の現状を訴えた2人の患者が看護職員らの暴行によって死亡するという事件です。

実は宇都宮病院は、他の精神科病院で対応に苦慮する粗暴な患者を受け入れてきた病院としても知られていて、精神病院の業界内では評価が高かったのです。当初、事件は精神病院の閉鎖性により公にならなかったのですが、事件の翌年の1984年3月に朝日新聞によって報道され世論の大きな注目を集め、国会でも精神障害者の人権保障の面から政府の対応が正されるという事態にまで発展しました。

4　わが国の精神保健医療福祉改革

　こうした事態の中、国も手をこまねいていたばかりではありません。ようやく 2004 年に、おおむね 10 年間の精神保健医療福祉改革の具体的な改革の方向性を示した「精神保健医療福祉の改革ビジョン」(以下、「改革ビジョン」)を発表します。

　この「改革ビジョン」では精神疾患の治療を「入院医療中心から地域生活中心へ」移行することを掲げ、これまでの精神医療の入院中心主義から地域主義への転換を迫っています。また「改革ビジョン」では、今後 10 年間に改革を推し進めるべき事項が明記されていて、10 年後の達成水準についても具体的な目標値が盛り込まれました。

「改革ビジョン」では、精神科病床に係る病床数の目標値について、まず病床の算定式を見直し、新たな算定式のもと将来推計を行うこととなりました。新たな算定式のもとでは精神病床は 2010 年には 31.7 万床、2015 年には 28.2 万床になると試算されていて、2004 年より 10 年間でおよそ 7 万床減少する計算になります。

　この「改革ビジョン」が 2009 年 9 月に、10 ヶ年計画の 5 年の折り返し地点を迎えたこともあり、今後の残り 5 ヶ年の重点施策を取りまとめた「精神保健医療福祉の更なる改革に向けて」(今後の精神保健医療福祉のあり方等に関する検討会：座長樋口輝彦、国立精神・神経センター総長) が公表されました。

「更なる改革」の報告書は、
①精神保健医療体系の再構築
②精神医療の質の向上
③地域生活支援体制の強化
④普及啓発 (国民の理解の深化) の重点的実施
　の 4 つの柱から構成されています。

　以下、それぞれの柱のポイントについて見ていきましょう。

①精神保健医療体系の再構築
　地域医療の拡充、入院医療の急性期への重点化など医療体制の再編・拡充を訴えています。具体的には、外来・在宅医療では「精神科救急医療の確保・質の向上」、「在宅医療の充実・普及」、「精神科デイ・ケアの重点化」などが挙げられています。

②精神医療の質の向上
　入院医療では「精神病床の人員基準の充実」、「救急・急性期医療の確保」、「重症度に応じた評価体系」、「認知症への専門医療の確保」、「身体合併症への対応強化として総合病院精神科の機能強化」が挙げられています。そして統合失調症の入院患者数の具体的な目標値を2014年までに15万人（2005年、19.6万人）とし、「改革ビジョン」にも目標として掲げられた精神病床の約7万床の減少を促進するとしています。

③地域生活支援体制の強化
　この柱の基本的な考え方は、地域生活を支える障害福祉サービス、ケアマネジメント、救急・在宅医療等の充実、住まいの場の確保が挙げられています。具体的には、地域における「相談支援・ケアマネジメントの充実強化」、「地域における支援体制づくり」、「居住系の福祉サービスの確保」、「精神障害者の地域生活を支える医療体制の充実」などが挙げられています。

④国民の理解の深化のための普及啓発
　患者が早期に支援を受けられ、精神障害者が地域の住民として暮らしていけるような、精神障害に関する正しい住民理解の推進が必要です。しかし現状は、統合失調症に対する国民の理解がまだまだ不足しています。統合失調症の罹患率はＷＨＯの推計によれば1,000人に7人（0.7％）で、コモンディジーズのひとつです。こうした統合失調症を地域で支え共生していくには、住民の疾患理解が何より大切です。
　以上、わが国の精神疾患における病床の歴史を今日まで振り返ってみました。全国31万床の精神科病床は今、大きな転換期にあります。精神疾患が

入院中心から地域へと転換できるかどうかがこれからの課題です。こうした視点から精神病床の今後を見てほしいと願っています。

【まとめ】
1 日本の一般病床・療養病床、精神病床に共通する課題は、マンパワー不足による平均在院日数の長さ。
2 日本の精神病床改革が進まない理由は入院中心主義と隔離主義。

第 10 章
障害者福祉とノーマライゼーション

1　ノーマライゼーションは福祉の基本概念の一つ

　日本でノーマライゼーション（Normalization）の理念が広く紹介されて40年以上が経ちます。今やノーマライゼーションは、福祉の世界や教育現場等において基本となる概念の一つです。そしてノーマライゼーションからさまざまな概念が今日派生しています。

　しかしながら、まだまだ一般の人すべてが、このノーマライゼーションの考え方を本当に理解しているとは言えません。この章では、初めてノーマライゼーションという言葉を聞く人たちを対象に、その意味について考えてみましょう。

　ノーマライゼーションとは、社会をノーマルな状態、つまり「当たり前の状態」に変えていくことです。当たり前の状態とは、ノーマライゼーションの定義では、「障害を持つ人も、持たない人も、地域の中で生きる社会こそ当たり前の社会である」としています。

　1949年生まれのわたしの子供の頃を思い出してみると、当時、神奈川県川崎市の下町で育ったわたしは、路地裏の世界が最初のコミュニティでした。当時は戦後ベビーブームのため子供たちがどの路地裏にも溢れていて、学校から帰ると路地裏でベーゴマやメンコ遊び、缶蹴りや馬乗り遊びをしていました。

　そのころ路地裏コミュニティにはいろいろな子供たちがいました。体が大きくて乱暴なドラえもんに出てくるジャイアンのような子供もいたし、のび太やスネ夫のような子供もいました。また知恵遅れの子供もいました。そして当時はビタミンD不足のくる病のために背中が曲がった「背むし」の子供もいました。でもみんなそれが当たり前のように一緒に普通に遊んでいました。今でもその頃が懐かしく思い出されます。

2　ノーマライゼーションの普及の歴史

　ノーマライゼーションの考え方は1950年代のデンマークで生まれました。

第10章 障害者福祉とノーマライゼーション

ノーマライゼーションの誕生に偉大な功績を残した人が、バンク・ミケルセン（N.E.Bank-Mikkelsem、1919〜1900年）です。

バンク・ミケルセンの生涯を決定づけたのは、第二次世界大戦中の1944年のナチスドイツのデンマーク侵攻でした。このときコペンハーゲン大学の法学部の学生だった彼は、ほかの学生とともにレジスタンス運動に身を投じました。

しかし、レジスタンス運動で反ナチズムの新聞を発行しているところを、ナチスの秘密警察であるゲシュタポに見つかり、編集長はその場で射殺され、副編集長だった彼のみ命が助かったもののナチスに逮捕され、デンマークのドイツ国境近くの強制収容所で戦後の解放のときまで収容所生活を送ることになります。この収容所での体験がバンク・ミケルセンのその後の生涯に強く影響を与えることになります。

戦後、彼はデンマーク社会省で行政官として働くようになります。そして彼は、後にノーマライゼーションの考え方のきっかけとなる、1951年に結成された知的障害児親の会と出会います。

当時のデンマークでは知的障害児は、巨大な知的障害児施設に隔離され人権を無視された環境の中で過ごしていました。子供たちは自由に外にも出られず、食べるのも寝るのもいつも一緒の集団生活を強いられていました。知的障害児の親の会はこうした施設の環境改善や人権擁護を政府に訴えていましたが、当時の知的障害児親の会は以下の3つのことをスローガンとして掲げていました。

「1,500人収容する大型施設を20〜30人の小規模な施設にすること」
「社会から分離されていた施設を親や保護者の生活する地域に作ること」
「ほかの子供と同じように教育を受ける機会を作ること」

ミケルセンは、こうした親たちの願いを象徴的に表現する言葉として「ノーマライゼーション」という言葉を使い、このノーマライゼーションの理念を法律として実現することに尽力しました。彼が推進力となって制定された「1959年法」には、「知的障害者の生活条件を可能な限りノーマルな生活条

件に近づける」と書き込まれています。このため「1959年法」は世界で最初の「ノーマライゼーション法」とも呼ばれています。

こうしたミケルセンの活動の根底には、彼の強制収容所での経験があったことは間違いありません。彼には知的障害児施設がナチスの強制収容所に重なって見えたのでしょう。こうしてミケルセンは今では「ノーマライゼーションの生みの親」と呼ばれています。

次に、このノーマライゼーションの考え方は、お隣のスウェーデンに広がります。1963年にスウェーデン知的障害児者連盟のベンクト・ニリィエ（B.Nirje）は、デンマークの1959年法の前文にある先の「知的障害者ができるだけノーマルな生活を送れるようにする」という言葉に出会い、その言葉を当時のスウェーデンの施設の状態を批判する文の中に引用しました。

ニリィエは、「知的障害者は、ノーマルなリズムにしたがって生活し、ノーマルな成長段階を経て、一般の人々と同等のノーマルなライフサイクルを送る権利がある」とし、ノーマライゼーションの考え方を整理し、世界中に広めました。

このため、デンマークのバンク・ミケルセンが「ノーマライゼーションの生みの親」と言われるのに対して、スウェーデンのニィリエは「ノーマライゼーションの育ての親」と言われています。

このノーマライゼーションの考え方は、その後、世界中に浸透し、1971年の「国連知的障害者権利宣言」、1975年の「国連障害者権利宣言」の土台となり、1981年の「国際障害者年」へとつながっていきます。

北欧の知的障害者から広がったこのノーマライゼーションの概念は、今日では国際的にも障害者福祉の基本的な概念の一つになっています。

3　日本におけるノーマライゼーションの歴史

日本におけるノーマライゼーションの発祥は、近江学園（おうみがくえん）という知的障害児の施設であると言われています。1946年に近江学園を創設した糸賀一雄（いとがかずお）の「この子らを世の光に」という言葉がその始まりです。

戦後間もない1946年、京都大学哲学科を出て滋賀県の県職員を務めていた糸賀は、大津市で、知的障害児や戦災孤児のための施設である近江学園を創設します。近江学園は障害児らが共に生活し教育や療養、医療を受ける場として全国に先駆けた取り組みを行いました。そして1948年に県立施設となり、1971年に湖南市に移転。現在、17歳までの男女が約70人入所し、職業訓練や創作活動にも励んでいます。

　糸賀は近江学園を創設したあと、落穂寮、信楽寮、あざみ寮、日向弘済学園などの障害児施設を相次いで設立しました。糸賀はこれらの施設について、障害者を隔離収容するのではなく、地域との橋渡し機能を持つという意味で「コロニー」と呼びました。

　そして1963年に重症心身障害児施設「びわこ学園」を創設し、東京の島田療育園と並び、重症心身障害児施設においても先駆けとなりました。重症心身障害児とは、重度の精神発達遅滞及び重度の肢体不自由が重複している児童のことです。

　しかし糸賀は1968年9月、滋賀県大津市での県新入職員のための講演中に、持病の心臓発作により倒れ、翌日死去しました。享年54歳、障害者福祉に捧げた生涯でした。

　ここで、知的障害児に対する糸賀が残した言葉を引用しましょう。

「この子らはどんなに重い障害を持っていても、だれととりかえることもできない個性的な自己実現をしているものなのである。人間と生まれて、その人なりの人間となっていくのである。その自己実現こそが創造であり、生産である。私たちのねがいは、重症の障害を持った子供達も立派な生産者であるということを、認めあえる社会をつくろうということである。『この子らに世の光を』あててやろうというあわれみの政策を求めているのではなく、この子ら自らが輝く存在そのものであるから、いよいよみがきをかけて輝かそうというのである。『この子らを世の光に』である。」

　糸賀の「この子らに世の光」ではなく「この子らを世の光に」と言う言葉の意味をよく理解してほしいと思います。

糸賀の言葉をもう少し紹介しておきましょう。

「精神薄弱児の生まれてきた使命があるとすれば、それは『世の光』となることである。親も社会も気づかず、本人も気づいていないこの宝を、本人の中に発掘して、それをダイヤモンドのように磨きをかける役割が必要である。そのことの意義に気づいてきたら、親も救われる。社会も浄化される。本人も生き甲斐を感ずるようになる。」

さらに糸賀は語ります。

「謙虚な心情に支えられた精神薄弱な人々の歩みは、どんなに遅々としていても、その存在そのものから世の中を明るくする光がでるのである。単純に私たちはそう考える。精神薄弱な人々が放つ光は、まだ世を照らしていない。しかし私たちは、この人たちの放つ光を光としてうけとめる人々の数を、この世に増やしてきた。異質の光をしっかりと見とめる人びとが、次第に多くなりつつある。人間の本当の平等と自由は、この光を光としてお互いに認め合うところにはじめて成り立つということにも、少しずつ気づきはじめてきた。」(『糸賀一雄著作集』2より)

　糸賀の「この子らを世の光に」が、日本におけるノーマライゼーションの最初の言葉となりました。このため糸賀一雄は、障害者福祉を切り開いた日本の「社会福祉の父」とも呼ばれています。
　さて2016年7月、神奈川県相模原市の知的障害者施設で不幸な事件が起きました。神奈川県立津久井やまゆり園で元職員の男が、「障害者は不幸しか作れない。いない方がいい」と施設内の知的障害者19人を殺害するという恐ろしい事件です。
　この事件を契機に、もう一度、糸賀一雄の「この子らを世の光に」を読み返してほしいものです。そして彼が生涯をかけて取り組んだ思想と実践の尊さを知ってもらいたいと思います。

4　国際障害者年から始まる日本のノーマライゼーション

　日本でノーマライゼーションの考え方が広く普及するのは、先述した1981年の「国際障害者年」からです。「国際障害者年」の制定は、国際連合（国連）が障害のある人々の問題を世界的な規模で取り上げ、啓蒙を行う世界最初の出来事でした。

　日本にノーマライゼーションの考え方が伝わったのは1970年代ですが、1981年の「国際障害者年」の制定で国民にも広くノーマライゼーションと言う言葉が知られるようになりました。

　1981年の「国際障害者年」の制定は日本の社会福祉政策を後押しし、「障害者のすみよいまちづくり推進事業」や「障害者プラン、ノーマライゼーション7か年戦略」が1995年に発表されました。「ノーマライゼーション7か年戦略」には、以下の7つの視点が盛り込まれました。

①地域で共に生活する
②社会的自立を促進する
③バリアフリー化を促進する
④生活の質（QOL）の向上を目指す
⑤安全な暮らしを確保する
⑥心のバリアを取り除く
⑦我が国にふさわしい国際協力・国際交流を

　この中に、今日でも通用する地域共生や自立支援、バリアフリーの推進などが盛り込まれていました。

　たとえば、その後普及するバリアフリーは、障害のある人の社会参加や、自分らしく生活するときに妨げになる障壁をなくす運動のことです。多くの駅でエレベーターやエスカレーターの設置が行われていることもバリアフリーの一つです。バリアフリーの推進は障害のある人がノーマルな生活を送るために重要なことであり、2006年に制定された「バリアフリー新法」な

どで、現在でも継続的に行われています。

5　ノーマライゼーションから派生した概念

　ノーマライゼーションと言う概念から、さまざまな概念がその後生まれました。「インクルーシブ」「バリアフリー」「共生社会」などがそうですが、それらの概念について見ていきましょう。

　国連は、先述した1981年の国際障害者年に続き1983年から「国連障害者の十年（1983-1992）」の取り組みを行います。この取り組みに続いて、1993年から、アジア太平洋地域における障害者への認識を高めるため「アジア太平洋障害者の十年（1993-2002）」が行われました。この取り組みの最終年の2002年、滋賀県でハイレベル政府間会合が開かれ、その後の10年（2003-2012年）の行動計画が定められ、それがアジア太平洋障害者のための、「インクルーシブで、バリアフリーかつ権利に基づく社会」に向けた行動計画でした。この中で、現在も影響を与える「インクルーシブ」というコンセプトが提示されました。

　「インクルーシブ（Inclusive）」は「インクルージョン」とも呼び、日本語では「包摂」と訳されています。この概念を理解するには、反対の概念の「エクスクルーシブ（Exclusive）」を考えるとわかりやすいでしょう。エクスクルーシブあるいはエクスクルージョンは日本語では「排他的」や「排他」という意味です。

　エクスクルーシブとは障害福祉分野で言うと、障害者を健常者から分離して、保護隔離するという昔ながらの考え方です。

　このほか「ダイバーシティ（Diversity）」という考え方もあります。ダイバーシティとは日本語では「多様性」と訳されていますが、ダイバーシティは「障害のある人もない人も一緒に暮らす多様な社会」を意味します。最近では、障害ばかりでなく、性別や人種、宗教の異なりを超えた多様性のある社会というように拡張された概念にまでなっています。

　そうしたダイバーシティの中で、障害者と健常者の間にあるソフト面（人々の意識）・ハード面（設備）の障害を取り払い、すべての人ができるだけ不

[図10-1] エクスクルージョン、ダイバーシティ、インクルージョンの関係

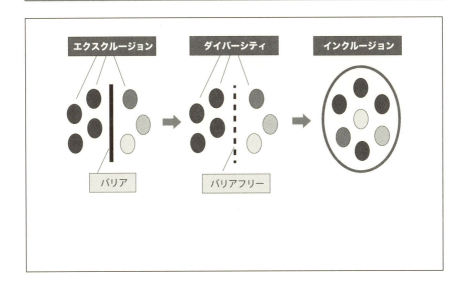

便なく暮らせる世の中にしようというのが「バリフリー」の考え方です。ソフト面のバリアフリーを「心のバリアフリー」とも呼びます。

図10-1に、エクスクルージョン、ダイバーシティ、インクルージョンの概念の関係を示しました。図10-1では、エクスクルージョンは障害のある人とない人とを分けてとらえる考え方であることを示しています。ダイバーシティは、さまざまなバックグラウンドを持つ人々の間のバリアを取り除こうという考え方です。

それに対して、インクルージョンはこれらの概念に対して、どんな障害を持つ人でも健常者でも区別なく、包み込むような社会にしようという概念です。

こうした社会の在り方を「ソーシャル・インクルージョン」とも言い、「障害があっても地域で地域の資源を利用し、市民が包み込んだ共生社会を目指す」という共生社会の理念としてとらえられています。

6　ノーマライゼーションから波及した事例

　ノーマライゼーションの概念から波及した、さまざまな福祉や教育、建築における具体事例を見ていきましょう。

①インクルージョン教育
　インクルージョン教育とは、かつては知的・身体的な障害のあるなしにかかわらず、子供たちが同じ環境で学ぶことができるようにする活動でした。今日ではこの考えをもっと広げて、子供は十人十色、その中に学習に集中できない子供、学習についていけない子供、欠席しがちな子供がいて当たり前という前提に立って行う教育です。こうした子供たちの違いを認め、個々の教育ニーズに対応し、すべてを包み込み学校・学級・社会が望ましいという考え方がインクルージョン教育です。

②バリアフリーとユニバーサル・デザイン
　バリアフリーという理念は、もともと建築学の概念から生まれました。建築学で物理的な段差などの障壁を取り除く「バリアフリーデザイン」（建築物的障害物の除去）という意味で使われていました。そこから、「障害者の社会参加を妨げている制度などの除去」という考え方に発展しました。
　具体的には駅のエスカレーターやエレベーターの増設、階段の簡易リフト、建物のスロープや優先席（優先駐車スペース）、点字表示や視覚障害者誘導ブロックなどがあります。
　さらにこうしたハード面ばかりでなく、ソフト面の「心のバリアフリー」といった使われ方もするようになりました。
　しかしながら、バリアフリーを強調するあまり、かえって障害者を特別視することが浮き彫りとなり、それによって「より障害者理解が疎外されるのではないか」という考え方が生まれてきました。こうした反省から最近では「ユニバーサル・デザイン」という考えが広まっています。ユニバーサル・デザインの生みの親であるノースカロライナ州立大学のロン・メイスはこう

言います。
「バリアフリーの施設そのものが障害者を特別視し、除外する要因となる。であれば、そもそも最初から、障害者も含めたすべての人が使いやすいデザインとすべきだ」

　彼が提唱した「ユニバーサル・デザイン」という考え方は、多くの人の共感を集めました。単に障害を持つ人たちにとって使いやすいだけでなく、障害のない人たちにとっても、より使いやすいものになるという考え方が人々の心をとらえたのです。

③ソーシャル・インクルージョンとしての地域包括ケアシステム
　ソーシャル・インクルージョンの考え方として、第7章で学んだ地域包括ケアシステムがあります。地域包括ケアシステムとは、高齢になって認知症を含むさまざまな疾患によって日常生活に支障をきたしても、病院に入院したり介護施設に入るのではなく、できるだけ住み慣れた地域の中で、できるだけ普通の生活を過ごすことを目指した考え方です。

　その意味では、地域包括ケアシステムとは、地域で丸ごと高齢者を抱え込むソーシャル・インクルージョンの一つの考え方とも言えます。

　ここまでノーマライゼーションの考え方をその起源から今に至るまでを振り返ってきました。ノーマライゼーションの考え方は、障害を持つ人や社会的弱者と呼ばれる人たちの生活を変えることだけではありません。実は健常な人や社会を支える経済活動にも影響を与えています。

　ノーマライゼーションによってバリアフリー化が進んだり、もともとは高齢者や障害者のために始まったさまざまのサービス、たとえば弁当や商品を届けてくれる宅配サービスが社会に行き届くようになりました。すると近くにコンビニのない地域や共働きの家庭にも便利になり多くの人が利用するようになりました。

　逆に一般向けに始まったインターネットの普及のような技術進歩のおかげで、障害者、高齢者の生活が豊かになり、障がい者、高齢者の就労の可能性を広げています。

このように、障害者、健常者を問わず誰もが普通の暮らしをできる社会を目指すノーマライゼーションの考え方は、技術革新によって支えられ、さらに新しい経済活動やビジネスを生み出す可能性をまだまだ秘めています。
　このようにすべての人の暮らしを豊かにし、さらに未来へ向けて社会を発展させるカギを握るのが、ノーマライゼーションの考え方であることを理解してほしいと思います。

【まとめ】
　ノーマライゼーションの考え方とそこから派生した様々な考え方を理解しましょう。

第11章
ICF（国際生活機能分類）とは何か

1　国際障害分類（ICIDH）の国際的評価

　1970年代に入って先進各国で、平均寿命の延長、慢性疾患や障害を伴う疾患の増加、世界各地での戦争や災害による障害者の増加、そして障害者の人権尊重の機運の高まりが見られました。この一つの成果が前章で見たように1981年の国連による国際障害者年の制定であり、この年を契機に障害者の人権尊重やノーマライゼーションの考え方が世界に広まります。

　こうした中で、疾患や障害が生活や人生に及ぼす影響を明らかにするという機運も高まり、その作業の一環として世界保健機構（WHO）で国際障害分類の策定作業が1972年に始まります。そして種々の議論を経て、1980年に最初の国際障害分類である「機能障害・能力障害・社会的不利の国際分類」（ICIDH：International Classification of Impairments, Disabilities and Handicaps）の初版がWHO総会で採択されます。

　WHOのような国際機関がこうした国際分類を進める意義は、各国政府や関連団体に障害分類の標準共通言語を与えることで、各国で障害者の現状の分析や評価を促し、そして政策立案や予算配分のための基礎資料を与えることにあります。また同時にこの分野に携わる専門職種には課題の抽出や分析、そして評価に共通ツールを与えること、障害者などの当事者にとっても現状の認識と課題の抽出や希望の表出などのツールを与えることなどの意味があります。

　ICIDHが「試用のため」としてWHOから刊行された1980年は、1981年の国連が制定した国連障害者年の前年に当たり、この新しい障害概念は「国際障害者年世界行動計画」の基本理念にも取り入れられ、一挙に世界中に知られることとなります。

　こうして策定された国際障害分類であるICIDHの概念モデルは次頁の図11-1に示す通りで、「疾患・変調」が原因となって「機能・形態障害」が起こり、それから「能力障害」が生じ、それが「社会的不利」を起こすというものです。たとえば脳卒中という「疾患」によって、右上下肢のマヒにより歩行障害や右手が使えないなどの「機能障害」が生じます。それにより

[図11-1] 国際障害分類（ICIDH）の概念モデル（1980年）

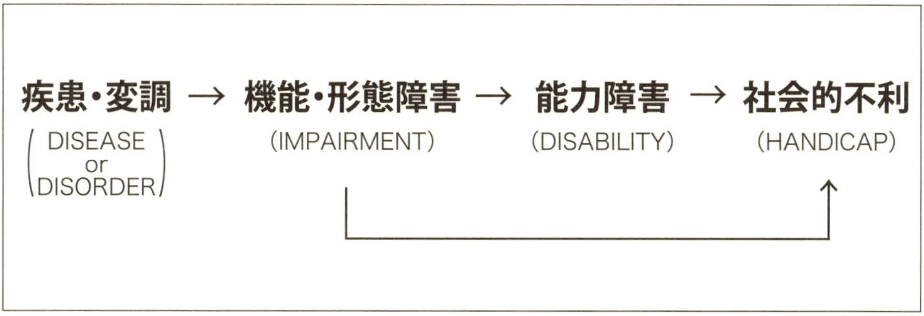

疾患・変調 → 機能・形態障害 → 能力障害 → 社会的不利
(DISEASE or DISORDER)　(IMPAIRMENT)　(DISABILITY)　(HANDICAP)

日常生活に支障をきたすという「能力障害」が起き、その結果、職を失うなどの「社会的不利」な状況に追い込まれるというような一連の経過です。

そのほか概念モデルの図には「バイパス」として機能・形態障害から直接に社会的不利が生じる経路が示されています。これはたとえば顔面のあざのような形態障害が、能力障害がないにもかかわらず、社会的不利を起こしうるといった場合です。

このモデルは障害を機能・形態障害、能力障害、社会的不利の3つのレベルに分けてとらえるという、「障害の階層性」を示した点で画期的なものであり、各国政府の政策決定にも大きな影響を与えました。

しかしこのモデルでは、脳卒中の例のように障害のマイナス面ばかりが強調されるという批判が起こります。脳卒中という「疾患」によって「機能障害」や「能力障害」が起きて、その結果、職を失うなどの「社会的不利」な状況に追い込まれ、当事者も同時に、「自分は無用な人間になってしまった」「社会や家族のお荷物になってしまった」などの気持ちに悩まされます。

こうした障害のマイナス面ばかりでなく、障害を持っても、リハビリによってマヒ側の機能回復をしたり、残存機能の機能向上によって、能力障害や社会的ハンディキャップを克服する例は数多いのです。このため障害のマイナス側面ばかりでなくプラス側面も強調すべきという指摘も多かったのです。また、疾患→機能障害→能力障害→社会的不利という一方通行的な関係性についても、それほど事態は単純ではなく相互に関係しているので、これ

を見直すべきという意見もありました。

　また、カナダのケベックのグループはこのモデルには「環境因子」が、決定的に欠落していると批判しました。障害者はその環境因子の改善で社会的不利は克服できるとしたのです。こうした環境重視説は広く障害者運動の共感を集めることになりました。

2　新国際基準としての国際生活機能分類（ICF）

　国際障害分類（ICIDH）への批判を受けて、障害の持つプラス面を強調し、さらに環境因子を加えた新たな国際分類が2001年のWHO総会において採択されましたた。それが国際生活機能分類（ICF：International Classification of Functioning, Disability and Health）です。
　ICFの特徴は、従前のICIDHと比較すると次の3つ挙げられます。
　1点目は、用語の使い方です。ICIDHでは、機能不全、能力低下、社会的不利という否定的な印象を与える用語を用いているのに対し、ICFでは、それぞれに対応する言葉として、心身機能・身体構造、活動、参加という中立的な言葉を用い、さらにその概念も拡張しています。これにより障害の持つマイナス点ばかりに注目しないで、障害を生活全体に広げて考える視点を重視しています。
　2点目は、構成要素間をつなぐ矢印の向きです。ICIDHモデルのように、疾患から始まって、機能不全、能力低下、社会的不利までの一方通行的な因果関係になっているのに対し、ICFモデルでは双方向の矢印を用い、それぞれの構成要素が互いに影響し合って存在していることを表しています。
　3点目は、新たな構成要素が加えたことです。ICIDHにはなかった「環境因子」と「個人因子」が加えられました。これによって、ある人の生活困難の原因をその人の中にある従来の機能不全や能力低下だけに求めるのではなく、外的な環境や、障害に由来しないその人の特徴との関連も視野に入れてとらえることとしたのです。
　これらを考慮してできた新たなICFの概念モデルが次頁図11-2です。

[図11-2] 国際生活機能分類（ICF）

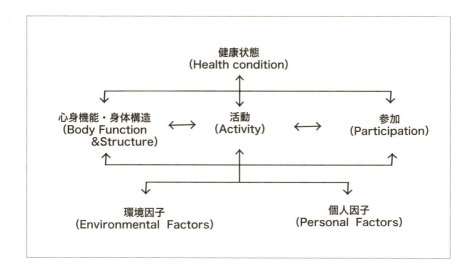

　ここでは、ＩＣＦの概念モデルの構成要素である、「健康状態」「心身機能・身体構造」「活動」「参加」「環境因子」「個人因子」の６つに概念について、それぞれ何を意味しているのかを見ていきましょう。
◎「健康状態」……自分が抱えている病気やケガ、変調などを意味する。その他にも肥満、高血圧、妊娠、ストレス状態なども含む。
◎「心身機能・身体構造」……生命の維持に直接的につながるもの、自分の体の機能を指す。心身機能は、手足の動き、視覚・聴覚、精神面などが挙げられ、身体構造は、手足の関節の構造、靭帯、胃・腸、皮膚などの体の部位が挙げられる。
◎「活動」……人の全般的な生活を指す。主に日常生活を営むために必要な食事や着替え、入浴などの日常生活動作を指す。その他にも仕事や遊び（余暇）なども含まれる。主婦であれば料理や掃除などの家事動作、ウォーキングやサイクリングなどのスポーツ（趣味）も含まれる。
◎「参加」……地域の中で何らかの役割を持ち、社会的・文化的・政治的・宗教的な集まりに参加するなど広い範囲の関わりを指す。家庭内の役割も含

[図11-3] ICFの概要

	第1部：生活機能と障害		第2部：背景因子	
構成要素	心身機能・身体構造	活動・参加	環境因子	個人因子
領域	心身機能 身体構造	生活・人生領域 （問題、行為）	生活機能と障害への外的影響	生活機能と障害への内的影響
構成概念	心身機能の変化 （生理的） 身体構造の変化 （解剖学的）	能力 標準的環境における課題の遂行 実行状況 現在の環境における課題の遂行	物的環境や社会的環境、人々の社会的な態度による環境の特徴がもつ促進的あるいは阻害的な影響力	個人的な特徴の影響力
肯定的側面	機能的・構造的整合性 生活機能	活動 参加	促進因子	非該当
否定的側面	機能障害 （構造障害を含む） 障害	活動制限 参加制約	阻害因子	非該当

まれる。地域行事や家庭行事のほかにも将棋や囲碁などの趣味やスポーツへの参加などあらゆる場面が考えられる。

◎「環境因子」……環境因子は大きく「物的環境」「人的環境」「社会制度的環境」の3つに分けられる。物的環境とは階段や段差、道路、建物、交通機関などの構造、手すりや車いすなど福祉用具がある。人的環境とは家族や友人、職場のスタッフ、学校の教師などがある。社会制度的環境とは社会保障制度などを示す。

◎「個人因子」……年齢、性別、民族、生活歴、価値観、ライフスタイル、興味・関心などのその人の特徴のことを指す。個人因子はその人の背景を示し、活動と参加に大きく影響する。

3　ICFの構成

　ここではＩＣＦの構造についてもう少し詳しく見ていきます。先述したＩＣＦの概念モデルの構造は上の図表のようにまとめることができます。

大きく分けると、第1部の「生活機能と障害」と、第2部の「背景因子」に分けられ、それぞれに構成要素、領域、構成概念、肯定的側面、否定的側面の点から見ます。各構成要素は肯定的と否定的の両方の用語から表現可能です。

次に、垂直方向の分類を「活動」と「参加」の領域で見ていきます。上記の各構成要素は、さまざまなの領域からなり、それぞれの領域はカテゴリーに分けられ、それらが分類の単位（コード）となります。そしてICFのコードは、アルファベットと数字を組み合わせた方式で標記され、最終的には約1,500項目に分類されています。以下、構成要素の「活動と参加」を例にとって、その垂直方向の各レベルを見ていくと、活動と参加は下位レベルの領域に分かれます。領域は章として以下のように分かれていきます。

活動と参加 activities and participation
　第1章　　学習と知識の応用　　learning and applying knowledge
　第2章　　一般的な課題と要求　　general tasks and demands
　第3章　　コミュニケーション　　communication
　第4章　　運動・移動　　mobility
　第5章　　セルフケア　　self-care
　第6章　　家庭生活　　domestic life
　第7章　　対人関係　　interpersonal interactions and relationships
　第8章　　主要な生活領域　　major life areas
　第9章　　コミュニティライフ・社会生活・市民生活
　　　　　　community, social and civic life

次に、さらに下の階層に下りてみましょう。例として、上記の第3章のコミュニケーションのレベルを見ていきます。第3章のコミュニケーションのカテゴリーは全部で5つのカテゴリーから成ります。カテゴリーはICFの分類の基本単位であり、アルファベットの小文字とアラビア数字の組み合わせで表しています。

第3章　コミュニケーションのカテゴリー
    d 310　話し言葉の理解
        communicating with-receiving-spoken messages
    d 315　非言語的メッセージの理解
        communicating with-receiving-nonverbal messages
    d 320　公式手話によるメッセージの理解
        communicating with-receiving-formal sign language messages
    d 325　書き言葉によるメッセージの理解
        communicating with-receiving-written messages
    d 329　その他の特定のおよび詳細不明のコミュニケーションの理解
        communicating-receiving, other specified and unspecified

さらにそれぞれのカテゴリーは5段階の評価点（qualifier）をつけることができます。評価点は数字のコードで、それぞれのカテゴリーにおける生活機能や障害の程度または大きさ、あるいは環境医師が促進因子または阻害因子として作用する程度を明らかにするためのツールです。

4　事例を通じて ICF を理解する

もう少しわかりやすく、事例を通してＩＣＦの使い方を見ていきましょう。次頁の図 11-4 は、60 代後半の女性で、右膝の変形性膝関節症で手術を行った専業主婦のＩＣＦです。本人の希望は、普段のように家事を行えるようになることです。つまり買い物や料理や洗濯などの手段的日常生活動作（ＩＡＤＬ）の自立です。

　ＩＣＦを活用する場合は、その人の情報収集を行った後に、どの項目に該当するのかを考えながら記載します。こうしてその方の生活の全体像をもれなくだぶりなく記載することが可能です。医療の専門家は自分たちの狭い専門領域にしか関心がなく、患者の思いや希望をしばしば忘れがちです。一方、患者・家族も自分たちの希望や思いに執着して、置かれた状況を客観的に理解していないことも多いものです。

[図11-4] ICFの記載例

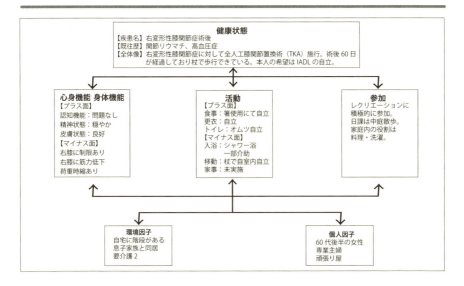

　このように患者とその家族、そして専門家同士の間で、「話が通じない」ということになりがちです。特に専門家の間でのコミュニケーションギャップも大きいのです。たとえば医療と介護や福祉の専門家の間で使っている用語が違うので、お互いにコミュニケーションが取れないということがままあります。

　こうしたとき生活の全体像を表現する「共通言語」であるICFの考え方が極めて重要です。医療や福祉や介護の専門家同士の間の共通理解を促進するからです。専門家同士のコミュニケーションができないということは、専門家チームが十分な力を発揮できないことにつながります。こうしたことから、生活の全体を表すICFの考え方を知り、活用することはチーム医療にとっても最重要事項と言えます。

【まとめ】
1　ICIDHからICFへの概念の変化を理解しよう。
2　ICFコーディングのルールを理解しよう。

コラム●東京パラリンピック

　２０２０年に東京で、オリンピックに引き続いて障害者スポーツの祭典パラリンピックも開かれる。前回の１９６４年東京オリンピックでは私は横浜の中学３年生だった。オリンピックでは中高生たちが動員されて、私も国道に出て、聖火ランナーに日の丸の小旗を振って応援したり、サッカーの試合の応援に出かけたりした。

　あれから５６年ぶりの東京オリンピック・パラリンピック、今から楽しみだ。さて日本で最初のパラリンピックも１９６４年１０月に開かれた。この陰には、一人の整形外科の医師の活躍があった。当時、国立別府病院整形外科医長を務めていた中村裕医師の活躍だ。中村医師は１９６０年にリハビリテーションの研修にヨーロッパに派遣された。

　そのときロンドンの郊外のストーク・マンデビル病院国立脊髄損傷センターで、パラリンピックの父、ルートヴィヒ・グットマン博士に出会って、中村医師は大きな影響を受けた。これが日本のパラリンピックの開催につながる。中村医師はその著書で当時の衝撃を以下のように書いている。

　グットマン博士から、「ストーク・マンデビル病院の脊髄損傷患者の85％が6カ月で社会復帰する」と聞かされた。そのときは「おそらくウソだろう……あるいは、本当だとすれば、よほど特殊な治療法があるのだろうか？　秘術というものがあるなら、何としてもつかんで帰らねばならない」、「博士の秘術は何なのか？」。

　しかしグットマン博士の治療法は、秘術ではなかった。コロンブスの卵のように、明瞭で正しい治療法だった。患者はいつまでもベッドで寝ていることを許されなかった。「一日も早く、わずかでも機能を回復させる」ために、患者にスポーツが奨励されていた。日本では考えもつかないスポーツ治療法だった。

　このグットマン博士との出会いが、中村医師を東京パラリンピック開催へと駆り立てた。その結果、ついに1964年10月の東京パラリンピック開催に結実した。欧州以外で初めて行われた東京パラリンピックは5日間の大会中、22カ国から400人近くが参加し、日本からも53選手が出場するという盛大なものとなった。

　こうした成果をあげた中村医師だが、その後、残念なことに５４歳の若さで亡くなる。しかし日本のパラリンピック史上、中村医師の名前を誰も忘れることはないだろう。

第 12 章
日本の障害者福祉の変遷と現状

1　障害者基本法に定義される障害者とは

　日本では2011年に改正された障害者基本法により障害者は以下のように定義されています。
「障害者とは、身体障害、知的障害、精神障害（発達障害を含む。）その他の心身の機能の障害がある者であって、障害及び社会的障壁により継続的に日常生活又は社会生活に相当な制限を受ける状態にあるものをいう。」（障害者基本法の第2条）
　このような総括的な定義を踏まえて、身体障害者福祉法、知的障害者福祉法、精神保健及び精神障害者福祉に関する法律には、それぞれの障害者の範囲が定義されています。
　ところで、障害者の数は全国にどれくらいいるのでしょうか。2016年の厚生労働省の障害者白書の統計によれば全国に身体障害者393万7,000人、知的障害者74万1,000人、精神障害者392万4,000人となっていて、障害者の全国総数は860万2,000人とされています（図12-1）。
　また、直近の2018年4月の厚生労働省の発表によれば、障害者数は約936万6,000人と推計されます。前回2013年の推計数は約787万9,000人であったことから、当時から約149万人増えたことになります。このため日本の全人口に占める割合も、2013年の約6.2％から2018年には約7.4％に増加しました。これは人口が高齢化したことも影響していますが、今や障害者人口は国民の14人に1人ということになります。

2　身体障害、知的障害、精神障害の区分

（1）身体障害
　2016年の障害者白書によれば、身体障害者総数は393万人7,000人います。身体障害には、歩行や動作などに不自由がある「肢体不自由」、音を聞くことや言語を発することに不自由のある「聴覚言語障害」、モノを見ることに障害のある「視覚障害」、心臓や腎臓など内臓に障害がある「内部障害」

[図12-1] 障害者数（平成28年版障害者白書より）

単位：万人

		総　数	在宅者	施設入所者
身体障害者	18歳未満	7.8	7.3	0.5
	18歳以上	383.4	376.6	6.8
	年齢不詳	2.5	2.5	
	合計	393.7	386.4	7.3
知的障害者	18歳未満	15.9	15.2	0.7
	18歳以上	57.8	46.6	11.2
	年齢不詳	0.4	0.4	
	合計	74.1	62.2	11.9
精神障害	18歳未満	26.9	26.6	0.3
	18歳以上	365.5	334.6	30.9
	年齢不詳	1	1	0.1
	合計	392.4	361.1	31.3

に分けられます。

　内訳は2006年の身体障害者実態調査では、肢体不自由が全体の50.5％、内部障害が30.7％、聴覚・言語障害が9.8％、視覚障害が8.9％となっています。
　こうした身体障害の原因は「疾患」が最も多く、「事故」がそれに続きます。障害の度合いは日常生活動作能力（ＡＤＬ）により判定されます。また、身体障害者には「身体障害者手帳」が交付され、身体障害者手帳は1級から6級まであり、1級、2級が重度の障害のある方としています。身体障害者手帳により公的援助をはじめさまざまなサービスを受けることができます。

（2）知的障害
　2016年障害者白書によれば、知的障害者総数は74万1,000人います。知的障害は知能の発達が年齢相応ではないため、身辺処理や集団生活への参加などの困難を伴い、日常生活や社会生活に障害をきたしている者とされています。
　障害の程度は基本的には知能指数を用いて判定されていて、おおむねその

値が 70 または 75 以下の場合を知的障害としています。

　しかし、知的障害の種類や原因は十分に解明されたわけではなく、最近では自閉症や学習障害なども含むことがわかってきました。このため「発達障害」という分類を設け、その中に自閉症、アスペルガー症候群その他の学習障害、注意欠陥多動性障害なども含めるようになってきました。

　2016 年（平成 28 年）の障害者白書によれば、在宅の知的障害者は 62 万 2,000 人とその数は増えています。在宅の障害者をみると在宅での介護に困難が予想される重度者が 3 割程度もいます。なお、知的障害の判定を受けると「療育手帳」が交付されます。

（3）精神障害

　2016 年の障害者白書によれば、精神障害者総数は 392 万 4,000 人で、施設入所者は 31 万 3,000 人です。

　精神障害者は「精神保健及び精神障碍者福祉に関する法律」では、「統合失調症、精神作用物質による急性中毒又はその依存症、知的障害、精神病質その他の精神疾患を有する者」と定義されています。

　精神障害を持つ人は、心の働きが円滑でないことや、周囲の理解もこれまで得られてこなかったので、わが国ではほかの身体障害や知的障害のようには福祉施策の整備が進んでこなかったのが実情です。しかし先進各国では、精神障害も身体障害や知的障害と同じように地域社会の中で受け入れることのできる障害として扱われています。このため他の章でも述べたように先進各国では、精神障害者を精神病院から地域の中で受け入れる脱施設化が進んでいます。なお、精神障害の認定を受けると「精神障害者保険福祉手帳」が交付されます。

3　障害者福祉と障害者基本計画

　前の章でも述べましたが、日本でノーマライゼーションの考え方が広く普及するのは、1981 年の国連が定めた「国際障害者年」からです。「国際障害者年」は、国連が障害のある人々の問題を世界的な規模で取り上げ、啓発

活動を行う世界最初の出来事でした。日本の障害福祉の領域でもこの1981年の「国際障害者年」がきっかけとなり各種の障害福祉の施策が進みます。

国際障害者年の翌年1982年に始まった「国連・障害者の十年」の国内行動計画として、「障害者対策に関する長期計画」が策定されました。これに続き1992年には「障害者対策に関する新長期計画」が策定されました。さらに1995年には新長期計画の重点施策の実施計画である「障害者プラン」が策定されましたが、これは、わが国で初めて障害者施策について達成目標を数値化して行われた計画でした。

2002年には新長期計画を継承した「障害者基本計画」が定められ、その前半の5年に当たる2003年から2007年度については「重点施策実施5か年計画（新障害者プラン）」が策定されました。この計画では国民誰もが相互に個性を尊重し、支え合う共生社会の実現を目指し、社会構成員全体でこのことに取り組むという基本方針が示されている。したがって福祉的な生活支援の視点だけではなく、啓発・広報、生活環境や教育、雇用、保健、医療、情報、国際協力などの幅広い分野を横断する施策が打ち出されました。

生活支援の分野では、地域生活を支援する視点が明確化されました。具体的にはグループホームや授産施設などの住まいと活動の場所の確保、ホームヘルパー、ショートステイ、デイサービスなどの生活を支えるサービスの充実、精神障害者の保健医療福祉施策の実施目標の設定、障害者の雇用、就労の確保に向けた取り組みなどが定められました。また、施設も在宅生活を支える資源という位置づけがなされました。

障害者基本計画は今日、「第4次障害者基本計画」として続いています。

第4次障害者基本計画は2018年からの5年間の基本計画ですが、計画の基本理念として、共生社会の実現に向けて、障害者が自らの決定に基づき社会のあらゆる活動に参加し、その能力を最大限発揮して自己実現できるように支援することを旨としています。

4　障害者福祉から支援費制度へ

障害者福祉制度は、2003年4月の「支援費制度」の導入により、従来の「措

置制度」から大きく転換されました。

　これまでの措置制度では、福祉サービスを必要としている人に対して、行政がその必要性を判断して利用者のサービスを決定していました。この措置制度は、戦後の日本における、高齢者介護や保育などを構築する上で中心となった制度でした。

　しかし、2000年に介護保険制度が導入されると、介護保険サービスを利用するときには、利用者が自らの判断で介護事業者を選び、介護サービス事業者と「契約」を取り交わす「契約制度」となりました。実は、障害者福祉における支援費制度の導入には、この介護保険が大きな影響を与えているのです。

　介護保険制度では、それまでの「措置」を中心とした福祉の世界に「措置から契約へ」という新たな制度の枠組みを持ち込みました。これが障害者福祉の領域にも及ぶことになったのです。

　しかし、障害者福祉に支援費制度が導入されると、サービス利用者数の増大や財源問題、身体障害、知的障害、精神障害の障害者種別間の格差、サービス水準の地域間格差など、新たな課題が生じてきました。

　これらの課題を解消するため、2005年11月に「障害者自立支援法」が公布されました。新しい法律では、これまで障害種別ごとに異なっていたサービス体系を一元化するとともに、障害の状態を示す全国共通の尺度として「障害程度区分」(現在は「障害支援区分」という)が導入され、支給決定のプロセスの明確化・透明化が図られました。

　また、安定的な財源確保のために、国が費用の2分の1を義務的に負担する仕組みや、サービス量に応じた定率の利用者負担(応益負担)が導入されました。

　そして障害者自立支援法が2013年に障害者総合支援法となり今日に至っています。

5　支援費制度

　前述したように2005年11月に「障害者自立支援法」が公布されたこと

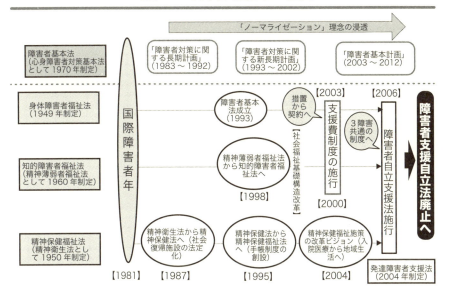

[図12-2] 障害者施策の歴史

により、これまで障害種別ごとに異なっていたサービス体系を一元化するとともに、障害の状態を示す全国共通の尺度として「障害程度区分」（現在は「障害支援区分」という）が導入されました。

この障害支援区分は障害者の福祉サービスの必要性を総合的に判定するために、支給決定の各段階において、

①障害者の心身の状況（障害支援区分）
②社会活動や介護者、居住者等の状況
③サービスの利用意向
④訓練・就労に関する評価

を把握し、支給決定を行う仕組みです。

①の障害者の心身の状況に関する調査項目は80項目で、日常生活動作（ADL）、コミュニケーション、行動障害、医療に関する項目からなります。これらの調査項目を用いて、障害の程度と標準的な支援の度合いを区分1～6の6区分に分けます。

支援の度合いが低いほうから高いほうへ、区分1から6へと分けられて

[図12-3] 障害者総合支援法における「障害支援区分」の概要

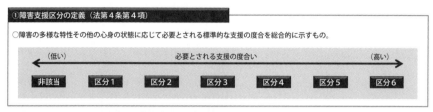

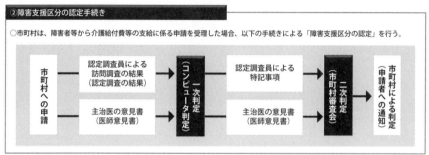

います。

　そして全国共通で行われる一次判定の結果、区分1～6に区分されたのち、市町村審査会における二次判定を通して障害支援区分が決定されます(図12-3)。その結果を受けて、支給決定ならびに障害福祉サービスの支給が決定されます。

　実際に障害者等の利用者が、障害福祉事業者から障害福祉サービスを受けるときには、まず市町村に支援費の支給申請を行い、指定事業者・施設との契約のもと事業者や施設よりサービスを受けることになります。

　その支援費の支払いは市町村から事業者や施設に支払いがなされることになります。

　実際に障害者等の利用者が受けられるサービスは区分ごとに次頁の図12-5のように決まっています。図表内の網掛けになった部分が受けられるサービスです。

　以上、障害者福祉のこれまでの変遷と現状について見てきました。医療に

[図12-4] 障害福祉サービス支援費制度

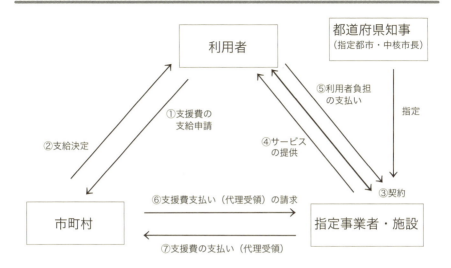

[図12-5] 障害支援区分と利用できるサービス

下記のサービスを利用できるのは、既定の障害支援区分の認定を受けた方です。ただし、児童はこの限りではありません。

		非該当	区分1	区分2	区分3	区分4	区分5	区分6
居宅介護(ホームヘルプ)								
重度訪問介護	二肢以上に麻痺があり、認定調査項目の歩行・移乗・排尿・排便のすべてが「できる」以外							
同行援護	視覚障がいにより移動に著しい困難を有する障がいがあって、同行援護アセスメント票の項目中「1〜3」のいずれかが1点以上であり、かつ、「4」の点数が1点以上							
行動援護	認定調査項目の行動関連項目の合計が10点以上							
重度障害者等包括支援	重度訪問介護の対象で、四肢すべてに麻痺があり、呼吸管理が必要または最重度知的障がいがある、または行動関連項目合計10点以上							
短期入所								
療養介護								●	▲
生活介護	通所				■			
	入所					■		
施設入所支援						■		

次の印が付いている区分は、条件を満たしている方が利用できます。
● 印の区分は、進行筋ジストロフィー症または重症心身障がいがある方
▲ 印の区分は、人工呼吸器による呼吸管理を行っている方
■ 印の区分は、50歳以上の方

おける診療報酬、介護における介護報酬とならんで障害福祉における支援費制度は重要な制度です。
　ぜひ内容を理解しておきましょう。

【まとめ】
　障害者支援区分と支援費制度の概要を理解しよう。

第 13 章
疾病と国際疾病分類

1　「病い」とは何か、「疾病」と何か

　本章では、「病い」とは何か、「疾病」とは何かについて考えてみましょう。そして病気の原因を追究する前に病気の発生を食い止める手立てが必要なこと。さらに疾病の国際分類である「国際疾病分類」、正式には「疾病および関連保健問題の国際統計分類（ＩＣＤ：International Statistical Classification of Diseases and Related Health Problems）の生い立ちとその現状について見ていきましょう。

　ある日、あなたは突然、寒気がして高熱が出て、鼻水や咳、そして筋肉痛まで出たとします。さすがのあなたも自分は「病い（illness）」にかかったと自覚するでしょう。しかし、あなたが忙しいサラリーマンだったら無理してでも仕事に出かけるかもしれません。そして仕事の途中で勤務先の近くのクリニックに受診して、医師に「仕事が忙しいので早くこの症状を取る薬をください」と言うでしょう。
　すると話を聞いた医師は、やおら長い綿棒を取り出して、あなたの鼻の奥にその綿棒を差し込み、鼻咽頭粘液を採取して、インフルエンザの迅速検査キットにかけます。10分ほどで検査結果が分かり、「インフルエンザA型でした。ほかの人にうつさないように自宅に戻ってください。インフルエンザに効くお薬を処方しておきます」と医師に言われます。単なる風邪だと思っていたあなたは解熱剤と咳止めをもらって帰るつもりが、会社を休まなくてはならなくなって仕事の予定が大幅に狂うことになりため息をつく……。
　この時点で、あなたの病い（illness）は、インフルエンザという立派な疾病（disease）となります。この例とは逆に、あなたは全く病い（illness）とは思っていないのに立派な疾病（Disease）である場合もあります。
　あなたは会社の健康診断の結果を見て驚きます。今まで何の症状もないのに、「HbA1cが7.5％もあります。病院で糖尿病の精密検査と治療をしてください」と言われる。思い当たることは多い。営業職のあなたは毎晩のように取引先との接待で外食とお酒を繰り返していた。これまでは若かったので

[図13-1] 病気とは何か

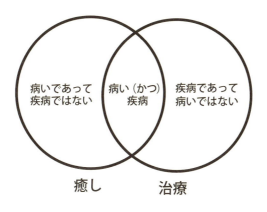

●出典　Young,A.,The Anthropologies of illness and Sickness Ann.Rev.Anthropol.,1982. 11：266

気にもしていなかったのに「来るべきものが来たか」とため息をつく……。
　このように一見、症状もなく元気なあなたに突然、「糖尿病」という疾病の烙印が押されることがあります。つまりこの場合、疾病（disease）はあるが、本人はいたって元気で、「病い（illness）とは思っていない」状態です。
　このように普通の人が理解し、感じている病気の概念や経験を「病い（やまい）illness」と呼び、医療の専門家が医学的に定義する病いのことを「疾病（disease）」と呼びます。病いは普通の人が主観的に感じる普段にはない症状や経験のことで、人それぞれあるいは民族間でもその感受性に差があると言われています。一方、疾病については後述するような国際疾病分類によって定められた国際的に共通した概念や定義があります。
　このように病いと疾病の関係は、アメリカの医療人類学者アラン・ヤングや池田光穂らが示した上の図 13-1 のように表すことができます。つまり、広い意味での病気（sickness）とは、病い（illness）と疾病（disease）から成り、病いと疾病の二つの円は共通部分を持っている一方、重なり合わない部分もあるということです。

先ほどのサラリーマンの例のように、症状が出てからクリニックに行くまでが「病い」、そしてクリニックでインフルエンザと診断された段階で二つの円は重なり合います。

一方、健康診断で糖尿病と言われたときには何の自覚症状もなく病いとは思っていないこのサラリーマンは、実はすでに糖尿病という「疾病」を持っているというわけです。

ヤング、池田らはこうした病い、疾病、病気の関係を明らかにすると同時に、それぞれの対応方法についても言及しています。病いであって疾患でない場合には「癒し（care）」が、疾病に対しては「治療（cure）」が必要と述べています。

実はこうした病いと疾病の関係は医学の歴史の中でも大きく変化しています。また、今後も大きく変化する可能性があるのです。つまり病気という広大な領域の中で、疾病として原因や治療法が確立している分野は現在でもまだまだ極一部に過ぎないからです。未知の疾病の解明が今なお続いているのです。

2　疾病の原因がわからなくても病気の対策はできる

第1章で述べたように、感染症という疾病が確立するのは比較的最近のことですが、感染症はこれまでその正体がわかる前から病気として猛威を振るっていました。

たとえば、今となってはコレラ菌が原因と知られているコレラは1854年8月にロンドンのソーホー地区で流行したときは病気の正体は不明でした。

しかし、この病気の流行の最初の3日間で127人もの死者を出すほどの猛威を振るったのです。

当時は、コレラは空気を伝わる悪臭「瘴気（しょうき）」にあるとする説、いわゆる「ミアズマ説」が信じられていました。特に「悪臭の立ち込める貧しい最下層の人々の住む地区に患者が多い」とまことしやかに伝えられる有様だったのです。

こうした中、ロンドンの外科医だったジョン・スノーが調査に乗り出しま

す。これら患者を特定してその住まいを地図上にマッピングしたのですが、地図をよく見たところ、ソーホー地区のブロード通りにある井戸を中心に患者が分布していることが分かったのです。

　ジョン・スノーはこれを見て、この井戸の水が「コレラを起こす何かを含んでいる」と結論付けました。

　このためコレラをこれ以上拡大させないためには、この井戸ポンプの使用を即刻止める以外ないと考え、決断を渋るロンドンの公衆衛生局を説得して、ポンプの柄の撤去を認めさせました。ポンプの柄の撤去後、スノーの予想した通り発病者、死者は急速に減少し、その年の9月末までに終息するに至ったのです。

　これはコレラの原因となるコレラ菌がドイツのロベルト・コッホにより発見される1884年より30年も前のことです。ジョン・スノーはその原因はわからなくても、病気の対策を行うことができることを証明したのです。

　つまり、疾病の原因究明より病気の対策が重要という教訓です。これが今につながる公衆衛生の考え方です。

　実はこうした教訓が生かされなかった事例が日本にはあります。それは日露戦争のときに兵士に蔓延した「脚気（かっけ）」です。明治の初期、今ではビタミンB1不足が原因とわかっている脚気による死亡が兵士の間での大きな問題になっていました。

　当時の海軍軍医だった高木兼寛は海軍においてパン食の西洋式の食事を摂る士官に脚気が少なく、日本式の白米を主食とし副食の貧しい下士官兵に脚気が多いことに気づいたのです。

　そして大胆にも、現在で言う対象（コントロール）群をおく症例コントロールスタディを1884年に実施します。それはその前年、乗組員に脚気による死亡者まで出した軍艦「龍驤（りゅうじょう）」のハワイ遠洋訓練航路を参考にして、食事をパン食に替える以外は、前年航海した軍艦「龍驤」と全く同じ条件で、軍艦「筑波」に同じハワイ航路を辿らせるという実験でした。

　結果はものの見事にパン食に切り替えた軍艦筑波には全く脚気患者を出すことはなかったのです。

　しかし、こうした海軍の高木兼寛の白米からパン食（その後、麦米食）へ

の変更は陸軍軍医の森林太郎（森鴎外）らから激しい反発にあいます。原因は、脚気の原因となる因子がこの高木の壮大な遠洋航海実験からは明らかにはされなかったというものです。

　すなわち対策よりも病気の原因究明を優先する考え方です。ちょうどジョン・スノーの井戸のポンプの柄を取り外すことに抵抗したロンドン衛生局と同じ誤りです。特に陸軍軍医総監だった森林太郎はロベルト・コッホのもとに留学して、脚気は脚気菌が原因であるという立場を取っていたことも背景にはあります。

　この結果、陸軍は相変わらず白米食にこだわり、日露戦争で陸軍は惨憺たる結果を招きました。陸軍は最終的には約25万人の脚気患者を出し、そのうち約2万7,800人が死亡しました。つまり病気の原因の解明で疾患が確定せずとも、病気の対策を打つことは可能であるということです。

　逆に病気の原因究明にこだわりすぎると対策が遅れるという大きな教訓を残した出来事でした。

　実際にビタミンB1が鈴木梅太郎によって発見されるのは1911年のことで、高木兼寛のハワイ航路の実験から30年近くも後のことです。原因がわかるまで病気の対策を行わないことの愚かしさを歴史の教訓が示しています。

3　国際疾病分類（ICD）の歴史

　ジョン・スノーがロンドンでコレラ対策を行っていた頃の1853年に早くもこうした疾病の分類を行う国際会議がベルギーのブリュッセルで始まります。

　もともと疾病の分類は17世紀の英国で、小児固有の死因の分類から始まったとされます。当時は乳幼児や小児の死亡が多かったので、その統計をとるために疾病分類が始まりました。こうして始まった疾病分類の活動は、1853年にベルギーのブリュッセルで開かれた第1回国際統計会議に引き継がれます。

　この会議のときにWilliam Farrらが、死因分類作成の要請を受けて分類を作成します。それが「5つの大分類」と呼ばれるもので、①流行病、②全身

（体質的）疾患、③解剖学部位による局所疾病、④発育的疾病（Developmental diseases）、⑤暴力行為の直接的結果による損傷の5つでした。こうして疾病分類の最初の原型が出来上がり、これが1985年にフランスのパリで行われた第2回国際統計会議で報告されます。そしていくつかの変遷を経て死因分類のための国際疾病分類（ＩＣＤ：International Classification of Diseases）へと発展します。

そして1900年に第1回ＩＣＤ会議がパリで行われ、日本もこの会議に参加します。最初のＩＣＤは、179項目の小分類と35項目の簡易分類が採用されて、10年ごとに修正することが確認されました。その後10回のＩＣＤ修正会議を受けて、現在は第10回目の修正を受けた「ＩＣＤ第10版」（ＩＣＤ-10）が1990年に改定され、現在は2013年の修正版が使われています。なお2018年6月に第11回目の改定版（ＩＣＤ-11）が公表されました。

4　国際疾病分類法とは

そもそも分類とは一体なんでしょうか。分類は、世の中の事象を一定の法則にしたがって、同種類・類似集団に振り分けを行う作業のことです。その作業はもれなくだぶりなく行うことが大切です。大量の情報を整理・統合してさまざまな検索に備え、データを活用するためには分類がどうしても必要です。しかもその分類は世界中で共通していなければなりません。

たとえば植物の分類から始まったリンネの二名法の分類はさまざまな工夫が施されて200年以上も使われています。現存する人類をホモ・サピエンスという分類もリンネの分類法に基づいています。人類にも肌の色の違いでたくさんの呼び方があります。白人はコーカサス人、黄色人種はアジア人、黒人はアフリカ人とも呼ばれたりします。しかし分類上はホモ・サピエンスの1種類しかいません。

同じように病気の名前にもたくさんあります。日本では百日の間、咳が止まらないから「百日咳」とつけられた病名は、英語では「Whooping cough」であり、ドイツ語は「Keuchhusten」、フランス語では「La coqueluche」です。しかし国際疾病分類であるＩＣＤ-10では「Ａ３７」と世界共通です。

このようにＩＣＤは、アルファベットと数字の組み合わせで分類されるコードとして表現され、分類コードは約１万4,000もあります。分類項目は、3桁分類（アルファベット1文字と数字2文字）とより詳細な4桁分類（アルファベット1文字と数字3文字）、あるいは5桁分類（アルファベット1文字と数字4文字）からなります。

たとえば、アルファベット分類では、感染症・寄生虫がＡ、Ｂ、新生物（がん）はＣ、Ｄ、血液・免疫疾患はＤ、内分泌・栄養・代謝疾患はＥ、というようにしてＺまで分類されています。2桁目の数字は、疾患の部位で、たとえば16は胃、さらに小数点に続く数字は詳細な発生部位あるいは病気の原因を表わすように取り決められていて、最大5桁まで標記されます。

たとえば新生物（がん）は、アルファベットでＣ、胃の部位コードは16なので、「胃がん」は3桁コードでは「Ｃ16」となります。その部位が胃底部であったっ場合は、胃底部は1なので、4桁コードでＣ16.1と標記されます。3桁と4桁の間には小数点を置きます。別の例で、ブドウ球菌性下腿の化膿性関節炎の場合は、化膿性関節炎は「Ｍ00」、疾患の原因はブドウ球菌で「0」、部位は下腿である「6」なので、「Ｍ00.06」となります（図13-2）。ＩＣＤコードではこのようなルールを用いて疾病を分類しているのです。

さらに現行のＩＣＤ－10では、上記のＡからＺまでを22の大分類である章（チャプター）を設定しています。第1章から第4章までは、感染症や新生物、血液疾患などの全身症（アルファベットではＡからＥ）、第5章から第14章までは精神から腎尿路生殖器までの解剖学的系統疾患（アルファベットではＦからＮ）、第15章から第17章まではその他の分娩・奇形、新生児疾患（アルファベットでＯからＱ）、第18章は症状・徴候（アルファベットでＲ）、第19章は損傷・外因の影響（アルファベットでＳ、Ｔ）、第20章は傷病の外因（アルファベットでＶ、Ｙ）、第21章は保健サービス（アルファベットでＺ）、そして第22章は特殊目的コードと分類しています。さらにそれぞれの章の下に先述の3桁分類と4桁分類が収納されています（144頁図13-3）。先述したように、分類数は全体で1万4,000ありますが、3桁分類が約2,000、4桁分類が約1万2,000項目あります。

[図13-2] ICD-10のコードはアルファベットと数字の組み合わせ

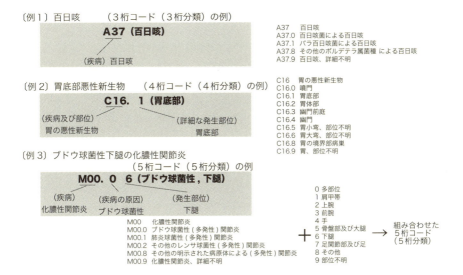

実際に病院で診療情報管理士がICDを用いて分類を行うには、世界保健機構（WHO）が刊行しているICDコードブックを用います。日本語版は厚生労働省大臣官房統計情報部が出版している翻訳版を用います。このICDコードブックは全3巻からなり、第1巻「総論」には疾病及び死因をコーディングするときのルールが書かれています。第2巻の「内容例示」には、分類コード及び項目の一覧があり、第3巻の「索引」は疾病、傷害、症状、部位などの用語及びそのコードが記載されています。

実際に診療情報管理士がコードブックを用いてコーディングを行う際は、たとえば「アトピー性喘息」のコードを探すとき、最初に第3巻（索引）から病態（疾患名に当たると思われるもの）を探します。この場合「喘息」あるいは「喘息性」を探しますが、「J45.0」のコードが見つかります。これを第2巻（内容例示表）の「J45.0」を見ると145頁図13-4のようなコードが見つかります。アレルギー性喘息を主とする病態にアトピー性喘息が含まれているので、「J45.0」がコード名であることが確認されます。

[図13-3] ＩＣＤ―10（2013年版）準拠　内容例示表

第1章	感染症及び寄生虫症	（A00-B99）
第2章	新生物	（C00-D48）
第3章	血液及び造血器の疾患並びに免疫機構の障害	（D50-D89）
第4章	内分泌、栄養及び代謝疾患	（E00-E90）
第5章	精神及び行動の障害	（F00-F99）
第6章	神経系の疾患	（G00-G99）
第7章	眼及び付属器の疾患	（H00-H59）
第8章	耳及び付属器乳用突起の疾患	（H60-H95）
第9章	循環器系の疾患	（I00-I99）
第10章	呼吸器の疾患	（J00-J99）
第11章	消化器系の疾患	（K00-K93）
第12章	皮膚及び皮下組織の疾患	（L00-L99）
第13章	筋骨格系及び結合組織の疾患	（M00-M99）
第14章	腎尿路生殖器系の疾患	（N00-N99）
第15章	妊娠、分娩及び産褥	（O00-O99）
第16章	周産期に発生した病態	（P00-P96）
第17章	先天奇形、変形及び染色体異常	（Q00-Q99）
第18章	症状、徴候及び異常臨床所見・異常検査所見で他に分類されないもの	（R00-R99）
第19章	損傷、中毒及びその他の外因の影響	（S00-T98）
第20章	損傷及び死亡の外因	（V00-Y98）
第21章	健康状態に影響を及ぼす要因及び保健サービスの利用	（Z00-Z99）
第22章	特殊目的用コード	

　以上、ここまで国際疾病分類の歴史と現状を見てきました。すでに2016年6月にＩＣＤ－11も刊行されています。ＩＣＤ-11の作成に当たっては多くの日本人の貢献もあり、第4章　免疫系の疾患、第7章　睡眠・覚醒障害、第17章　性保健健康関連の病態、第26章　伝統医学の病態－モジュールⅠ、第Ⅴ章　生活機能評価に関する補助セクション、第Ｘ章　エクステンションコードの各章が追加されました。

5　国際疾病分類の応用

　国際疾病分類（ＩＣＤ）の大きな目的は、その歴史的経緯からわかるように、死因統計の作成です。日本では1889年から死因統計を作成していますが、死亡原因は、国民の健康に直結する極めて重要な問題であることから、その原因を正しく把握し集計することは日本の疾病政策や健康政策に欠くことができません。こうした死因統計は死亡診断書（死体検案書）の記載に基づきＩＣＤ分類を用いて行われます。

[図13-4] コーディングの実例

〔例〕アトピー性喘息
最初に、第3巻（索引）から病態（疾患名にあたると思われるもの）この場合「喘息」を探します。

> 喘息，喘息性（気管支）（カタル〈性〉）（けいれん〈痙攣〉性）　　J45.9
> ―アトピー性　J45.0

見つかったコード　J45.0

次に、第2巻（内容例示）J45.0をみます。

> **J45　喘息**
> 　　除外：慢性喘息性（閉塞性）気管支炎（J44.-）
> 　　　　　　慢性閉塞性喘息（J44.-）
> 　　　　　　喘息発作重積状態（J46）
> 　　　　　　急性重症喘息（J46）
> 　　　　　　外的因子による肺疾患（J60-J70）
> 　　　　　　好球菌（増加）性喘息（J82）
> **J45.0　アレルギー性喘息を主とする疾患**
> 　　アレルギー性：　　　　　　　　　　アトピー性喘息
> 　　・喘息を伴う鼻炎　　　　　　　　　外因的アレルギー性喘息
> 　　・気管支炎　NOS　　　　　　　　　喘息を伴う枯草熱

この結果、アトピー性喘息に「J45.0」がコードされます。

　さて、先述したようにもともと死因分類からスタートしたＩＣＤですが、第6回改定であるＩＣＤ－6から死因分類に加えて疾病分類も加わり、疾病統計としても用いられるようになりました。さらにその後の第10回改定のＩＣＤ－10ではさらにその視野を拡大し、死亡、疾病ばかりでなく、予防や健診なども含めて保健関連サービス全般に必要なコードも加えられました。

　こうしたＩＣＤが広く医療界で普及するのは、1990年代から始まった診療報酬の支払い方式である疾患群別の支払い方式（ＤＰＣ／ＰＤＰＳ：Diagnosis Procedure Combination／Per Diem Payment System）の普及に他なりません。この支払い方式はこれまで、注射1本、内服薬1錠からはじまり薬、処置、手術、検査、診察などのすべてに値段ラベルを貼り、実施した行為すべてを積み上げて支払いを行う「出来高払い方式」に対して、疾患グループごとに支払いを行う方式です。この疾患を分類する際にこのＩＣＤ-10が用いられることになり、一挙に病院にＩＣＤが普及し、それの分類作業を行うための診療情報管理士が必要となったのです。

それまでは病名は医師が勝手に病名集から病名を選んで付けていました。日本では病名は3万ほどあると言われていますが、それがＤＰＣ／ＰＤＰＳが導入されたとたん、胃がん、胃悪性腫瘍、胃癌などのさまざまな名称が一挙に「Ｃ16」と共通コードで明確に表現できるようになりました。このためＩＣＤ-10を用いると、異なった病院間でのデータ比較が容易になる上に、国際間での比較もできるようになります。その意味でも保険支払い方式であるＤＰＣ／ＰＤＰＳにＩＣＤが導入されたことは極めて画期的なことです。

この章では、「病い」とは何か、「疾病」とは何かについて見てきました。病いや疾病の移り変わりは、それぞれの時代、地域でさまざまあります。現代の医学は多くは18世紀以降のヨーロッパを中心として発展した西洋医学に基づいています。しかし世界には東洋医学をはじめとした伝統医学も数多く存在します。また、新興感染症のように新たな疾患の登場や、まだ疾患として同定されていないいわゆる原因不明の「難病」も数千以上もあると言われています。ＩＣＤ-10も今回改定され、新たなＩＣＤ-11には伝統医療の章が加えられました。疾病分類の世界も大きく変わっていきます。みなさんは、こうしたダイナミックな疾病世界の入り口に立っているのです。

【まとめ】
1　国際疾病分類（ＩＣＤ）は死因統計や疾患統計などに広く応用されている。
2　ＩＣＤ-10はＤＰＣ／ＰＤＰＳにも用いられている。

第14章
診断群分類別支払方式
「DPC」とは何か

1 アメリカで始まった診断群別包括支払い方式

　本章では、ＩＣＤの診療報酬の支払い方式への応用について見ていきます。日本の診断群分類別の包括支払方式であるＤＰＣ／ＰＤＰＳにも診断群分類にＩＣＤ-10が用いられました。また、ＤＰＣ／ＰＤＰＳが導入されたことで、病院のマネジメントも診断群分類単位となりました。たとえば、疾患別の診療計画であるクリティカルパスがＤＰＣ／ＰＤＰＳの導入で急速に普及しました。

　さて、国際疾病分類を病院マネジメントに最初に応用した例は1980年代のアメリカのエール大学のフェッター（Fetter）教授です。フェッター教授は、病院の診療サービスの改善の取り組みを患者の診断群分類（ＤＲＧ：Diagnosis Related Groups）に着目して行いました。具体的には病院の診療プロセスを診断群分類ごとに評価し、そのプロセスを改善していくという一種の品質管理（Quality Control）の手法を開発したのです。

　開発した患者分類である診断群分類（ＤＲＧ）は、国際疾病分類（ＩＣＤ）の一種であるＩＣＤ-9-CMを用いて作成しました。まず、ＩＣＤ-9-CMで1万以上ある病名コードを人件費、医薬品、医療材料などの医療資源の必要度から、統計上意味のある500程度の病名グループに整理し、分類しました。このように診断群分類であるＤＲＧは、はじめは病院マネジメントの一つの手法として開発された経緯があります。ちなみにＩＣＤ-9-CMとは、国際疾病分類ＩＣＤの9版（ＩＣＤ-9）のClinical Modification（ＣＭ）の略で、アメリカで作られた分類で、疾病分類と医療行為の2つの分類を併せ持った分類です。

　フェッター教授の研究に注目した当時のアメリカ連邦政府・医療財政庁が、国の高齢者向け医療保険プログラム、メディケア（Medicare）の病院の入院医療費の支払い方式にこのＤＲＧを利用することを思いついたのです。これがＤＲＧによる包括支払い方式である診断群別予見定額払い方式（ＤＲＧ／ＰＰＳ：Diagnosis Related Group/Prospective Payment System）です。ＤＲＧ／ＰＰＳは、患者ごとに変動の大きい手術料・麻酔などの医師の技術

料（ドクターフィー）は別にして、医薬品や医療材料、検査、処置などのいわゆるホスピタルフィーを診断群分類別に1入院当たりの定額料金を決め、包括支払いする方式です。アメリカでは1983年に一部の州で先行導入され、1986年には全米展開することになります。

　ＤＲＧ／ＰＰＳが病院医療に与えた影響は大きく、それまで病院の医療費は医薬品や医療材料、検査、処置を行えば行うほど病院の収入となる「出来高払い方式」であったのが、診断群分類別に1入院当たりの包括（定額）料金となったのです。このため病院は診断群分類ごとにまず入院期間を短縮し、入院期間内のコストを削減する努力を行うようになりました。

　私事ですが、アメリカにＤＲＧ／ＰＰＳが導入された数年後の1988年、89年に著者はニューヨークのブルックリンにある州立大学病院に旧厚生省から臨床留学をした経験があります。その大学病院で病棟回診のとき、レジデントたちがポケットに忍ばせていたのが診断群分類別に平均在院日数を記したＤＲＧハンドブックでした。このハンドブックを見ながら「結核だと2週間の入院だ」と話していたことを今でも覚えています。このＤＲＧ／ＰＰＳによる支払い方式はその後、民間保険にも広がり、病院のマネジメントの在り方を大きく変えることになります。

2　日本の診断群分類別包括支払い方式

　日本でもこれまで医療費は個別の医療サービス一つ一つに値段ラベルを貼り、使った分だけ保険者が支払ういわゆる「出来高払い」方式でした。出来高払いの良いところは、医師がその裁量で医療サービスを使うことができる点です。欠点としては「検査漬け、薬漬け」と言われるように過剰診療を招く危険性があることです。これに対して「包括支払い」方式は、定額制なので過剰診療を防ぐことができます。しかし逆に「粗診・粗療」といって本来実施すべき医療サービスまでカットされてしまう危険性があります。この出来高払いの良さと包括払いの良さをうまく組み合わせる支払い方式が必要となりました。

　このため手術・麻酔、放射線治療、リハビリなどの変動の大きな部分については出来高払い方式にし、その他の入院にかかわる投薬・注射、画像診断、

[図14-1] 出来高払いと包括払い方式

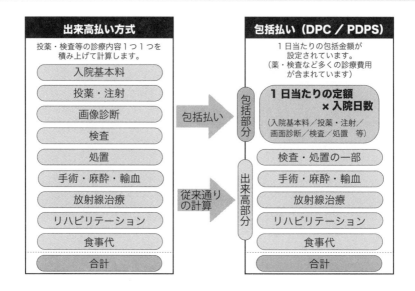

　検査、処置については診断分部類に応じた包括支払い方式の2段構えの方式としたのです。この方式はアメリカのDRG／PPSと似ていますが、違う点は、アメリカのDRG／PPSでは1入院当たりの包括支払いですが、日本のDRG／PPSは1日当たりの定額払い方式とした点です。このため、本の場合は入院医療費は診断分類別の1日定額に入院日数を掛けることとしました。

　ここからは日本版のDRG支払方式であるDRG／PPSとICDとの関係について見ていきます。

　DPCとはDiagnosis Procedure Combinationのことで、診断名（Diagnosis）と処置名（Procedure）の組み合わせ（Combination）の略です。また、PDPSとは1日当たり（Per Diem）の支払方式（Payment System）のことで、診断群別日額包括支払い方式とも呼ばれています。

　この診断名の分類にICD-10、処置名には診療報酬の手術コード（Kコード）が用いられています。患者分類ルールは診断名ICD-10による臨床像の類似性と、手術コードによる資源消費パターンの類似性の組み合わせで分

[図14-2] 主要診断群（MDC）の分類

1. 神経系疾患
2. 眼科系疾患
3. 耳鼻咽喉科系疾患
4. 呼吸器系疾患
5. 循環器系疾患
6. 消化器系疾患、肝臓・胆道・膵臓疾患
7. 筋骨格系疾患
8. 皮膚・皮下組織の疾患
9. 乳房の疾患
10. 内分泌・栄養・代謝に関する疾患
11. 腎・尿路系疾患および男性生殖器系疾患
12. 女性生殖器系疾患および産褥期疾患・異常妊娠分娩
13. 血液・造血器・免疫臓器の疾患
14. 新生児疾患、先天性奇形
15. 小児疾患
16. 外傷・熱傷・中毒
17. 精神疾患
18. その他の疾患

類します。つまり、臨床像が似ていて同時に資源消費パターンが似ている患者グループを抽出することになったのです。なお、ＩＣＤ-10のコード数は1万4,000、Kコードは1,000あります。

これらを先の臨床像の類似性と資源消費パターンの類似性で再分類した結果、およそ4,000のＤＰＣコードを抽出することになりました。そしてこの4,000のＤＰＣ分類の一つ一つは14桁のコードを付けて表現します。そしてそのＤＰＣ分類ごとに1日当たりの包括支払いの値段ラベルを貼ることとしました。

分類ルールの詳細は以下のとおり。最初に入院において資源投入量が最大となる疾患コードを、ＩＣＤ-10コードの大分類に相当する主要診断群（ＭＤＣ：Major Diagnostic Category）から選びます（図14-2）。これはちょうど病院の診療科に相当する分類と考えてもいいでしょう。ＤＰＣの14桁のコードの最初の二桁はこの主要診断群のコードです。

たとえば、主要診断群が「01」であれば神経系、「02」であれば眼科系、「03」であれば耳鼻科系、「10」であれば内分泌代謝系となる。それから次のＤＰ

[図14-3] 診断群分類コードの構成

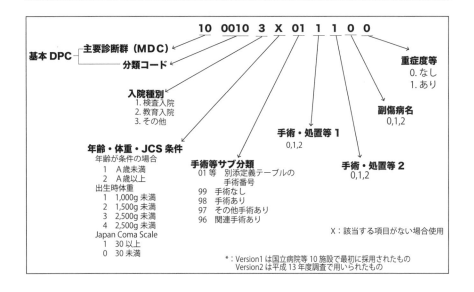

　Cコードの4桁がICD-10に対応するいわゆる疾患コードです。このようにして14桁の上6桁で病名が表され、これを「基本DPC」と呼ぶことがあります。
　例として多発性内分泌腫瘍を選んでみます。まず主要診断群は内分泌疾患なので「10」を選びます。次に多発性内分泌腫瘍はDPCの疾病コードでは「0010」でこれはICDの「D448」に対応します。次の「3」はその他入院、「X」は年齢、体重等、「01」は手術等のサブ分類、そのあと手術・処置、副傷病名、重症度戸等が続き、全部で14桁となります（図14-3）。
　この14桁コードで、診断群と手術や処置、年齢、副傷病、重症度が均一な患者分類が定義できるということです。そして同じDPC分類コードには臨床像や資源消費パターンが均一な患者が集まります。そのためその患者群には同じ値段レベルを貼ることができるというわけです。このようなDPC分類ルールが支払方式に導入されたことで、正確な病名を国際疾病分類に基づいてつけることが支払いの上で極めて重要になったのです。
　さて、先述したようにわが国の場合、包括部分はDPC分類コードごとに

[図14-4] DPCにおける在院日数に応じた評価

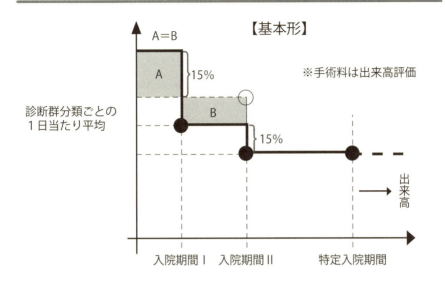

　設定された1日当たり定額方式で支払われます。アメリカのＤＲＧ／ＰＰＳのような1入院当たりの包括ではない点に注意が必要です。このため日本では、在院日数に応じた評価も同時に導入されました。それは在院日数が入院直後から3段階に分かれていて、その診療報酬が入院期間に従って階段状に減少する逓減制が導入されたことです。

　上の図14-4はそのことを説明したものです。まず入院期間Ⅰは、たとえば胃がんで手術を行うＤＰＣの患者さんが100名いた場合、在院日数の短い方から数えて25番目の患者さんの入院日数に相当するのが、この入院期間Ⅰです。次に入院期間Ⅱは、100名の胃がんの手術の入院日数の平均在院日数に相当する日数です。そして特定入院期間は、各ＤＰＣにおいて「平均在院日数＋2×標準偏差（ＳＤ）」として計算される日数です。

　この3つの期間について上の図14-4にあるように平均在院日数が短いほど1日あたりの診療報酬が高く、入院日数Ⅱを超えると診療報酬が低くなるので、病院は競って疾患別の在院日数を短縮する方向に動いたのです。

　ＤＰＣ／ＰＤＰＳでは、このようにして診断群分類1日当たりの定額料

金に入院日数を掛けて、1入院当たりの点数が決まります。しかし実際の支払いでは、これにさらに病院や患者ごとの特性を表す医療機関別係数を掛け合わせます。この医療機関別係数は、基礎係数と調整係数からなり、このうち基礎係数は大学病院の本院とそれに準じる病院、その他の一般病院などの病院機能ごとの係数です。また、機能評価係数も病院全体の機能を表す機能評価係数Ⅰと個別の患者ごとに評価する機能評価係数Ⅱとに分かれています。いずれにしても病院の効率的な機能改善努力を評価する係数となっています。

2003年に82の大学病院本院から始まったDPC／PDPSはその後普及し、2018年現在では1,730病院、49万床にまで達しています。これは急性期一般入院基本料の病床のおよそ8割にまで達していることを意味します。

3 診断群分類別包括支払いとクリティカルパス

こうした診断群分類別の包括支払い方式が導入されると、病院のマネジメントも大きく変わります。その一例が、アメリカにおける病院医療へのクリティカルパスの導入です。クリティカルパスというのは診断分類別に行う入院診療計画のことです。アメリカでのクリティカルパスの定義は、「クリティカルパスとはDRGが決めている入院期間内に標準的な結果を得るために患者に対して最も係わる医師、看護師がおこなうべき手順と時間のリスト」（マッケンジー、1989年）とされています。

クリティカルパスはもとはと言えば製造業における工程管理技法から始まったものです。これを臨床応用したのは、ボストンのニューイングランド・メディカルセンターの正看護師、カレン・ザンダー氏で、1984年のことでした。アメリカで臨床応用されたクリティカルパスは疾患別・処置別に、ケアに係る医療チーム全員で作成する診療計画表、「ケアマップ」と呼ばれ、診療のアウトカム（達成目標）に向かって、できる限り無駄を削減して在院日数を短縮することに主眼が置かれていました。

筆者が最初にアメリカでクリティカルパスに出会ったのは、1995年に同国の医療機関の機能の評価認証を行うジョイントコミッションの研修会で、シカゴ郊外のコミュニティ病院を訪問したときのことでした。その病院の整形外科

[図14-5] セントラル・デュページ病院（米国イリノイ州）の頸椎手術クリティカルパス（1995年）

問題／ニード	手術日	術後第1日	術後第1日	アウトカム
疼痛	4時間ごとに疼痛評価 → 鎮痛剤投与 → 弛緩薬投与 →			疼痛緩和 不眠解消
運動	2～3時間ごとに体位変換 移動介助	自力による体位変換 → →		自立歩行
内服薬に関する知識 創傷処置 行動制限 ソフト頸椎カラー	患者教育 1体位変換 2後屈 3鎮痛剤 4食事 5身体状況 6ソフト頸椎カラー	補強 → 補強 → 補強 → 補強 → 補強 → 創傷処置 →		患者、家族が手術の処置、薬剤、身体の状況、行動制限についての理解
輸液	末梢静脈輸液 8時間ごとの水分出納チェック 4時間ごとのバイタルチェック	生食ロック 包帯交換 バイタルチェック		バイタルサインが正常範囲
退院計画		家庭環境評価 退院支援評価 退院指示計画作成	退院指示作成 退院準備	自宅への退院

病棟を見学した際に、初めて頸椎手術のクリティカルパスを見たのが最初のクリティカルパスとの出会いでした。そのときの頸椎手術のクリティカルパスを上の図14-5で示しましたが、アウトカム（達成目標）が明確に示されていて、退院計画の記載欄もあって、今日でも使えるクリティカルパスだと言えます。

1998年頃より日本国内でもクリティカルパスの病院での導入が始まります。クリティカルパスを日本で最初に作り始めたのは急性期病院の看護師さん達でした。クリティカルパスによる業務の標準化、業務改善が現場の看護師さんたちの心を捉えたのです。

次に院長や副院長などの経営層がクリティカルパスの平均在院日数短縮効果やチーム医療効果、患者への説明ツールとしての効果に注目し始めました。さらに2000年4月の診療報酬改訂で「詳細な入院診療計画」としてクリティカルパスの様式が診療報酬の評価にも取り入れられたことが普及を後押ししました。そして2003年4月から大学病院で始まった診断群別包括支払い制であるDPC／PDPSのスタートがさらにその普及を加速させたのです。

筆者もこの頃勤務していた国際医療福祉大学グループの関連病院で、東京

都港区にある国際医療福祉大学三田病院にＤＰＣ／ＰＤＰＳが導入されたのを契機に、ＤＰＣに対応したクリティカルパスの導入を同病院で行ったことがあります。

　ＤＰＣ対応クリティカルパスの導入のポイントは、それまでで出来高払いの環境で行っていた在院日数を、疾患ごとに見直したことです。具体的には手術間までの入院期間、手術後の入院期間に分けて見直して、できるだけ短縮を図ることにしたのです。また、包括支払いであるので、これまでの出来高払いと異なり、同じ効果の安価な医薬品であるジェネリック医薬品の導入を進めました。さらに入院中では包括になってしまう検査・画像診断や化学療法の外来移行も進めました。ＤＰＣ／ＰＤＰＳはこのようにわが国でも病院のマネジメントにも大きな影響を与えることになったのです。

　さて、ここまでわが国における診断群別の包括支払い方式であるＤＰＣ／ＰＤＰＳとその病院における対応としてのクリティカルパスの導入について見てきました。日本にＤＰＣ／ＰＤＰＳが導入されてはや20年近くが経ちましたが、ＤＰＣ／ＰＤＰＳにはＩＣＤ-10が用いられたこともあり、臨床現場でも国際疾病分類への認識が高まりました。

　そして、ＤＰＣ／ＰＤＰＳの普及は病院マネジメントにおいてもこうした診断群分類ごとにきめ細かくおこなうクリティカルパスのような手法の導入を促しました。それによりこれまで病院ごとに大きくばらついていた平均在院日数が短くなる方向で標準化され、クリティカルパスによる疾病別にケア手順が標準化されジェネリック医薬品の導入が進みました。

　病名の標準化から始まった国際疾病分類が臨床の現場にも大きな影響をもたらしたのです。

【まとめ】
1　ＤＰＣ／ＰＤＰＳはＩＣＤ-10を応用した診断群分類別包括支払制度である。
2　ＤＰＣ／ＰＤＰＳが導入されたことで、病院のマネジメントも診断群単位となった。たとえば疾患別の診療計画であるクリティカルパスがＤＰＣ／ＰＤＰＳの導入で急速に普及した。

第 15 章
リハビリテーションの歴史と課題

1 世界のリハビリテーションの歴史

　リハビリテーション（rehabilitation）の語源は、ラテン語で re は「再び」、habilis は「人間らしい」「できる」という語で、「再び人間らしく生きる」「再びできるようにする」という意味です。その後、長い歴史の中で使用方法が変化し、「権利の回復」「名誉の回復」などさまざまな意味で使われるようになっていきました。

　リハビリテーションという語が、現在われわれが使用している「障害者に対する機能回復、能力向上、社会復帰」というような意味になったのは、戦争を契機としてでした。リハビリテーションは障害者が多発した第一次世界大戦の頃に生まれ、第二次世界大戦後に広く普及し、定着しました。

　今日的な意味でのリハビリテーションは、このように戦争の中から生まれました。第一次世界大戦で負傷した兵士の短期回復のための傷病軍人のリハビリテーションがきっかけとなりましたが、その頃のヨーロッパではリハビリテーションとは呼ばず、負傷者の社会復帰のための「ポストケア（post care）」「アフターケア（after care）」と呼ばれていました。アメリカでは「復興（reconstruction）」の言葉が普及していた頃です。

　そして第二次世界大戦後には「reconstruction（復興・再建）」「reconditioning（回復・改良）」「rehabilitation（リハビリテーション）」などがさまざまな用語が使用され、ようやく1950年代にリハビリテーションという言葉が定着したのです。

　その後1960年代になるとリハビリテーションの目標が傷病軍人の機能回復、能力向上、職業訓練、社会復帰だけではなく、すべての個人が生活全般の機能を発揮できることへと概念が拡大します。

　「リハビリテーションとは、患者が身体的・心理的・社会的および職業的に普通に生活できるように、患者の最大の可能性に到達するという目標に向けて、患者を治療し訓練することを意味する。

　この拡大された概念とともに、リハビリテーションは各障害者の特定な機能的制限や残存機能、ニーズの総合的評価に基づいた、活力ある包括的過程

である」(Krusen et al.1971)。

　また、世界保健機構（WHO）は1968年にリハビリテーションを「障害（disability）がある場合、機能的能力（functional ability）が可能な限り最高の水準に達するように個人を訓練あるいは再訓練するため、医学的・社会的・職業的手段を併せて、かつ調整して用いること」と定義しました。

　さらに1981年の国際障害者年に国連で決議された内容では、「リハビリテーションは、障害（disability）やその状態を改善し、障害者の社会的統合を達成するためのあらゆる手段を含んでいる。リハビリテーションは、障害者が環境に適応するための訓練を行うばかりではなく、障害者の社会的統合を促すために全体としての環境や社会に手を加えることも目的とする。そして、障害者自身・家族・彼らが住んでいる地域社会が、リハビリテーションに関係するサービスの計画や実行に関わり合わなければならない」としています。この定義には1960年～1970年代になって展開された障害者の社会的統合やノーマライゼーションの理念、自立的な生活運動などの影響が反映しています。

　1980年代になると高齢社会の到来とともに高齢者のリハビリテーション問題が取り上げられるようになりました。リハビリテーションの目標として「生活の質（quality of life: QOL）」の向上が重視されるようになり、その際のリハビリテーションの目的は、「個人の生活機能や環境状況、いわゆるQOLを回復すること、あるいは残存する生活機能を維持、最大にすること」と定義付けられました。高齢者に対する保健医療サービスや福祉サービスは寿命の延長よりも、生活の質（QOL）の維持向上に重点を置くようになったのです。

2　日本のリハビリテーションの歴史

　今日的な意味でのわが国のリハビリテーションの歴史は1960年代に始まります。1960年の『厚生白書』で初めて、医学的リハビリテーションが予防および治療と並ぶ医療の重要課題として言及されたのです。

　1963年に日本初の理学療法士・作業療法士養成校として、国立療養所東

京病院付属リハビリテーション学院が東京清瀬市に開校します。国立療養所とは戦前の陸軍、海軍病院を戦後に厚生省が引き継いだ病院で、米国の在郷軍人病院に相当します。

筆者も若いときに新潟県西蒲原郡村松町にあった国立療養所で数年間勤務したことがありますが、そこでは第二次世界大戦の復員軍人の診療を行っていました。こうした国立療養所の一つであった東京清瀬の国立療養所の一角に日本最初のリハビリテーションを教えるリハビリ学院が誕生します。リハビリ学院では最初から世界水準の教育を目指し、多数の外国人の理学療法士、作業療法士の教員を招いて、その授業はすべて英語で行われました。こうした教師陣の中で活躍したのが米国人でＷＨＯ顧問だったコニーネ女史でした。

1965年6月に「理学療法士及び作業療法士法」が国会で成立、同年8月に公布施行されました。これにより今まで曖昧だった「理学療法士・作業療法士」の職能が公式に定義され、1966年から実施される国家試験が行われる基盤が整うことになったのです。

さらに1963年に東京大学医学部付属病院中央診療部に運動療法室が発足します。これが病院リハビリテーションのわが国におけるスタートと言われています。同時にこの頃、日本リハ医学会が設立され、1980年から学会でリハビリ専門医の養成も始まります。

現在の日本におけるリハビリテーションはこのような背景のもとに発展を遂げてきました。最初は障害者の機能訓練や職場復帰のリハビリから始まったものの、現在では障害の原因となる疾病などの予防や治療のためのリハビリテーションも図られるようになっています。

また、高齢に伴う退行変性や老化の予防や維持、病気やケガを治療し以前の状態に可能な限り近づけること、疾病の2次障害のリスクを避けるための生活指導や予防リハビリテーション、そもそも障害の原因となる病気やケガを予防するためのリハビリテーションなどが現在の主なリハビリテーションの目的となっており、私たちの生活と切り離せない重要な部分を担っています。

3　日本のリハビリテーションの現状と課題

　わが国のリハビリテーションの現状と課題について、急性期、回復期、維持期・生活期ごとに見ていきます。

　最初に急性期、回復期、維持期・生活期の各ステージのリハビリテーションの役割を見てみましょう。次頁の図 15-1 は脳卒中を例にして、その急性期から回復期、維持期・生活期の身体機能の状態変化とそれぞれのリハビリの場と機能を表したものです。なお、リハビリテーションは診療報酬、介護報酬の両方でその支払が行われていて、それぞれのステージに応じてカバーする保険も異なります。

　ここからは診療報酬・介護報酬の最近の改定動向を振り返りながら各ステージのリハビリについて見ていきます。

（1）急性期リハビリ

　急性期リハビリの最近のトピックスは 2014 年度診療報酬改定で、導入された「ＡＤＬ維持向上等体制加算 25 点（患者 1 人 1 日）」です。7 対 1 や 10 対 1 などの急性期病床のリハビリ専門職を配置したときに評価するこの加算は、以下のようなエビデンスから導入されました。

　たとえば、広島大学病院では脳神経内科・脳神経外科病棟で理学療法士 2 名を専属で病棟配置し、病棟内リハビリを行い、病棟カンファレンス等に参加したところ、入院患者のＡＤＬ（日常生活動作）の評価方法の一つである、バーサルインデックスで向上し、入院日数の短縮に貢献したと言います。バーサルインデックスとは、日常生活動作の状況をスコア化して表す指標の一つです。

　このように急性期病院における理学療法士の介入による早期からのリハビリが入院患者の高齢化とともに大きな課題となっています。高齢者の場合、たった 2 週間の入院でもＡＤＬ（日常生活動作）の自立に支障をきたして、在宅への復帰がままならなくなることが多いのです。

　こうしたときに理学療法士の病棟における在宅復帰へ向けた集中的な病棟

[図15-1] リハビリテーションの役割分担

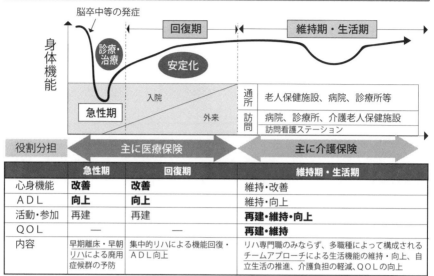

●出典 日本リハビリテーション病院・施設協会「高齢者リハビリテーション医療のグランドデザイン」(青海社)より厚生労働省老人保健課において作成

リハビリ訓練があれば急性期病院から在宅への移行も円滑化すると考えられています。

(2) 回復期リハビリ

　回復期リハビリを扱う回復期リハビリテーション病棟が最近著しく増加しています。診療報酬で回復期リハビリテーション入院基本料が創設されたのが2000年ですが、そのときの回復期リハビリ病床は1,675床でしたが、2014年には7万1,890床と40倍近くに増えました。また、回復期リハビリの月当り総報酬額も2002年を1とすると、2014年は4.82倍と診療報報酬全体の伸びをはるかに上回って増えています。

　しかも回復期リハビリテーションにおけるリハビリ単位は6単位までが包括とされていますが、9単位までは必要に応じて認められています。この9単位まで目いっぱい算定する病院の割合も増えていて、回復期リハビリ全体の2割近くにも及んでいます。

こうした中、回復期リハ病棟における「アウトカム（成果）評価」が2016年度診療報酬改定の話題となりました。なお、リハビリの1単位とは20分間のリハビリのことです。

回復期リハビリのアウトカム評価については、診療報酬を決めている中医協の議論では「一部の病院ではリハビリの効果も考えずに、多くの入院患者にリハビリを過度に提供している」ことが問題視されました。実際に調査してみると、先述したように回復期リハビリ病棟で、入院患者の9割以上に1日平均6単位を超えるリハビリを実施している病棟が2割以上もあることがわかりました。

こうした中で、2016年度診療報酬改定で導入された回復期リハビリのアウトカム評価は以下のとおりです。

回復期リハビリ病棟では、リハビリによる患者の改善実績（ＦＩＭ利得）が一定水準を下回る場合は、6単位を超えるリハ点数が包括化されるなど、アウトカムに応じた回復期リハビリ評価が行わることになりました。

現行では疾患別リハビリは、患者1人1日当たり9単位まで出来高算定できますが、改定後は、質の高いリハビリを推進する観点から、①1人当たりの1日リハビリ提供単位数、②1入院当たりの平均的なＡＤＬの伸び（ＦＩＭで計測）を3ヶ月ごとに集計し、2回連続して一定水準に達しないと、6単位を超えたリハビリテーションは入院料に包括されることになりました。包括とは包括支払いのことでいくらリハビリを行っても支払い上限が一定に定められた方式のことです。

165頁図15-2にリハビリのアウトカムを示すＦＩＭの評価項目を示しました。ＦＩＭは機能的自立度評価表（Functional Independence Measure）のことで、1983年にGrangerらによって開発されたＡＤＬ評価法です。

特に介護負担度の評価が可能であり、数あるＡＤＬ評価法の中でも、最も信頼性と妥当性があると言われ、リハビリの分野などで幅広く活用されています。

ところで、日本のリハビリでは回復期のリハビリは疾患別にリハビリの算定上限日数が決められています。2006年の「長期間における効果が明確でないリハビリテーション」の指摘から、疾患ごとに算定日数上限を設定する

疾患別リハビリと算定日数上限が導入されました。

これによって脳血管疾患等リハビリは上限180日、心大血管リハビリは150日、運動器リハビリは150日、呼吸器リハビリは90日のように算定日数の上限が設定されました。そしてそれ以降は診療報酬でカバーされていたリハビリが介護報酬の対象に移行します。

これに対して障害者団体や福祉・医療関係者から「生活力の低下や要介護度の重度化を招く」と大反発が起こり、マスコミも「リハビリ難民」と大々的にキャンペーンを張りました。本来は医療保険でカバーするリハビリは日数を過ぎて維持期に移行すれば介護保険でカバーすべきというのが厚労省の考え方でしたが、改定のたびに、「医療保険での維持期リハビリには一定のニーズがあり、介護保険への移行が難しい」という議論が起こり、医療保険によるリハビリから維持期の介護保険のリハビリへの移行が進まなかったのです。

このような現状を追認していると、いずれ収拾がつかなくなるのは目に見えています。このため2016年から一定の区切りをつけるために、要介護被保険者の医療保険のリハビリについては「目標設定等支援・管理料」が新たに導入されました。

具体的には、疾病別リハビリを実施している要介護被保険者等に対して、目標設定等支援・管理シートを3ヶ月に1回作成し、患者または家族等に説明した上で疾病別リハビリを算定することとしました。

説明内容はこれまでの経過、ＡＤＬ評価、機能予後の見通し、どのような形で社会復帰ができるかということを目標としてリハビリを行っているかを説明することとし、この目標設定等支援・管理シートの作成がない場合は、当該疾病別リハビリを減額することとしたのです。

（3）維持期・生活期のリハビリ

2015年度介護報酬改定での介護リハビリのトピックスは、「活動と参加に焦点を当てたリハビリの推進」でした。リハビリテーションの理念を踏まえた「心身機能」、「活動」、「参加」に焦点を当てた新たな報酬体系の導入が図られましたが、これは国際生活機能分類（ＩＣＦ）のコンセプトに基づく

[図15-2] FIM（機能的自立度評価表）

セルフケア（42）	A）食事（箸、スプーン）	1−7
	B）整容	1−7
	C）清拭	1−7
	D）更衣（上半身）	1−7
	E）更衣（下半身）	1−7
	F）トイレ	1−7
排泄（14）	G）排尿コントロール	1−7
	H）排便コントロール	1−7
移乗（21）	I）ベッド、椅子、車椅子	1−7
	J）トイレ	1−7
	K）浴槽、シャワー	1−7
移動（14）	L）歩行、車椅子	1−7
	M）階段	1−7
コミュニケーション（14）	N）理解（聴覚、視覚）	1−7
	O）表出（音声、非音声）	1−7
社会認識（21）	P）社会的交流	1−7
	Q）問題解決	1−7
	R）記憶	1−7
	合計	18−126

考え方です。

　この背景にはこれまでの地域の高齢者リハビリが「身体機能に偏ったリハビリ」であることへの批判があります。厚労省の高齢者の地域におけるリハビリテーションの新たな在り方検討会では、「利用者の多様なニーズにもかかわらず、通所リハ、訪問リハでは、医療におけるリハビリにおいて主に実施されているような、身体機能に偏ったリハビリが実施されがちである」と指摘しています。これに対して「活動や参加などの生活機能全般を向上させるためのリハビリの実施度合が低く、介護におけるリハビリとしてのバランスのとれた構成となっていない」と指摘しています。

　では、改めて「活動」と「参加」とはいったい何か。それには本来のリハビリテーションの理念やICFの概念に立ち返る必要があります。

　リハビリテーションの語源は、ラテン語の「再び（re-）適した状態にする（habilitate）こと」に由来します。中世においては教会から破門された者が許されて名誉と権利を回復することをも意味しました。つまり、リハビリテーションの目的は、心身に障害を持つ人々の全人間的復権を理念として、

単なる機能回復訓練ではなく、潜在する能力を最大限に発揮させ、日常生活の活動を高め、家庭や社会への参加を可能にし、その自立を促すものなのです。

そのためには生活機能のステップを次頁図15-3のように経ていくことが必要です。つまり最初の機能回復訓練に次いでＡＤＬや機能的ＡＤＬ向上をめざす活動へのアプローチ、さらに地域における役割の創出や社会参加の実現という参加へのアプローチへと続きます。

たとえば、脳梗塞で右麻痺の主婦の例だと、発病直後は右片麻痺と筋力低下の機能訓練から始まり、歩行訓練から歩行補助具を用いた実用歩行訓練、そして家事訓練へと進みます。そして在宅復帰し、利用者が本当に望んでいる「在宅で主婦としての役割」を果たせること、すなわち家庭の中での役割を取り戻すまでに至るのがリハビリテーションの究極の目標です。

ここまで日本のリハビリテーションの歴史と現状を見てきました。今後日本のリハビリテーションが向かう方向性はどのようなものなのでしょうか。

まずは急性期病棟リハビリのさらなる強化が必要でしょう。急性期の発症直後のリハビリが患者予後を決めます。また回復期リハビリにおけるアウトカム評価のさらなる強化が必要です。回復期リハビリの適正化は今後とも続くだろうけれど、同時に地域包括ケア病棟におけるリハビリの在り方についてこれから考えていくべきです。

そして、診療報酬によるリハビリから維持期・生活期の介護報酬によるリハビリへの円滑な移行が大きな課題です。そして維持期・生活期のリハビリの在り方を、もう一度「地域包括ケアシステム」の視点から整理した上で新たな「地域包括ケアリハビリ」のビジョンを打ち出すことが必要だと考えます。

【まとめ】
1　リハビリテーションの語源は、再び人間らしくできるということだ。
2　リハビリテーションの語源は、急性期、回復期、維持期・生活期のリハビリにステージ別に分けられている。

[図15-3] 活動と参加に焦点を当てたリハビリテーションの推進

「心身機能」、「活動」、「参加」の要素にバランスよく働きかける効果的なリハビリテーションの提供を推進するため、そのような理念を明確化するとともに、「活動」と「参加」に焦点を当てた新たな報酬体系の導入や、このような質の高いリハビリテーションの着実な提供を促すためのリハビリテーションマネジメントの充実等を図る。

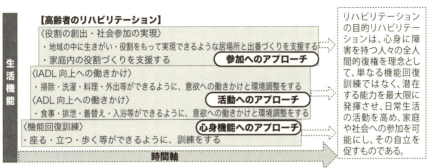

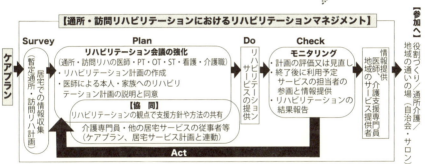

●出典：厚生労働省中医協資料

コラム●リハビリテーションとの出会い

　私がリハビリテーションに最初に出会ったのは１９８７年、８８年に家庭医療の留学で訪れたニューヨーク市のブルックリンだった。ブルックリンの下町にあるニューヨーク州立大学のダウンステート・メディカルセンターの家庭医療学科に留学していたとき、家庭医療学科のレジデントと一緒にブルックリンの在郷軍人病院で初めて病院リハビリの実態を目にすることができた。米国のリハビリの発展の歴史は第二次世界大戦の復員軍人障害者６０万人のリハビリなくしては語れない。その中心的な役割を担ったのが在郷軍人病院のリハビリ部門だった。

　当時の日本では１９８０年、日本リハビリテーション医学会の専門医制度が始まったばかりで、病院でリハ部門を導入しているところはまだ少なかった。このため初めて見たブルックリンの在郷軍人病院で行われていた病院リハビリには驚きだった。小柄な女性の理学療法士が、巨体の男性患者にリハを行う様子はまるでレスリングのトレーナーのようだと思った。

　さて今日の日本では病院におけるリハビリは日常風景となった。私が勤務する国際医療福祉大学の都内の関連病院である国際医療福祉三田病院では理学療法士（Physical Therapist：PT）、作業療法士（Occupational Therapist：OT）,言語療法士（Speech Therapist：ST）を２０数名抱えていて、急性期病院におけるリハビリに熱心に取り組んでいる。

第 16 章
個人情報保護とは何か

1 医療機関の個人情報の漏洩事案

　病院ではたくさんの個人情報が取り扱われています。取り扱うデータは患者の氏名、住所ばかりでなく、身体や疾患や障害情報など機微な情報がたくさん含まれているため、患者の個人情報は慎重に取り扱わなければなりません。本章では個人情報について、2003年に制定された個人情報保護法の成立の経緯を振り返り、その意義について見ていきます。

　医療の現場でも個人情報の漏洩が問題となっていますが、最近の報道を見ていきましょう。

　2018年4月、宮城県の大崎市民病院において、患者や研修医の個人情報約5万7,000件が保存されたハードディスクが所在不明になりました。同院によれば、院内事務室のパソコンに接続していたポータブルハードディスクの所在がわからなくなったといいます。ハードディスクには、研修医が学会や研修会で使用するために抽出したデータを保存していて、2004年から2017年にかけて扱った患者の個人情報として約4万3,500人分の氏名と病名、約4,000人分の氏名と住所、約500人分の氏名と住所、病名が含まれていました。また、研修医関係の個人情報約3,000人分と、研修参加者の個人情報約2,000人分、個人識別符号約4,000人分なども保存していました。

　他方、2018年8月、富山市立富山市民病院において、患者約9,000人分の個人情報が保存されたＵＳＢメモリが所在不明になっていることがわかりました。同院の地域医療部ふれあい地域医療センターにおいて、患者の退院調整業務に使用している業務用ＵＳＢメモリが所在不明になっていることが判明したもので、問題のＵＳＢメモリには4年分の患者の退院調整記録が保存されていた。患者約9,000人分の氏名やＩＤ、年齢、病名、診療科名、入退院日、退院調整の内容、ケアマネジャーの氏名、入院前と退院後の医療機関名などが含まれていました。

　さらに2018年9月、新潟県立新発田病院において、患者の個人情報が保存されたデジタルカメラの所在がわからなくなっていることが判明しました。デジタルカメラには入院患者の氏名や生年月日、皮膚病変の画像が多数、

保存されていました。

このように個人情報が電子ファイルで大量保存される時代です。その漏洩の規模も以前とは比べものにならないくらい膨れ上がっています。漏洩のパターンは、盗難、置き忘れ、紛失、廃棄関連、誤送付・誤配信、個人情報を含んだファイルのアクセス設定のミス、不適切な開示等です。

[図16-1] 個人情報漏洩の原因カテゴリーと代表例

原因のカテゴリー		代表事例
盗難		個人情報が含まれていたノートPCと外付けハードディスクが盗まれた。
置き忘れ		病棟で個人情報を含むバインダーを置き忘れた。
紛失		患者の名前や臨床情報等を含んだ暗号化されていないUSBフラッシュメモリを紛失した。
廃棄関連		コンピュータから個人情報を削除せずに、従業員の個人利用のために、旧式のコンピュータを配布した。
誤送付・誤配布・郵送中の事故		検査結果等を誤った患者に交付した。
メール誤配送		間違ったアドレスに個人情報を含む暗号化されていない電子メールを送った。
設定ミス		個人情報を含んだフォルダに対するアクセス権の設定ミスで、インターネット上から見える状態になっていた。
不適切な持出し		持ち出し禁止にかかわらず、ルールを守らずUSBメモリを院外に持ち出し紛失した。
意識的な開示、目的外使用、過剰な情報提供		患者の個人情報を持ち出し、開設案内の送付に利用した。
不適切な開示		学会発表時のスライドに患者の名前等が入っていた。
不正アクセス	マルウエア	コンピュータがマルウエアに感染し、結果として、感染したコンピュータ上のデータが暗号化され、アクセスできなくなった。
	ハッキング	ハッカーの疑いがある者が、コンピュータのハードディスクに不正アクセスを行い個人情報に影響を与えた。
	フィッシング	従業員が、フィッシングメールに応答してしまい、個人情報を開示してしまった。
	その他	目的外に電子カルテを閲覧し、周囲にその内容を漏らした。
	identity theft 関連	元従業員が、通常の職務上の義務に反して個人情報にアクセスし、税金の還付詐欺にこの情報を利用した。

●出典 品川佳満、橋本勇人：アメリカで発生した医療提供者による個人情報に関する事故原因の図式化，川崎医療福祉学会誌、26（2）、264-272、2017./品川佳満、橋本勇人：アメリカの事例から作成した医療提供者による個人情報漏えいの事故原因モデルの検証：日本の事故実例への適用、第18回日本医療情報学会看護学術大会 2017.

2　患者の人権意識の高まりと病院の対応策

　最近では、以前とは比べものにならないくらいに患者の人権意識が高まっています。実際、筆者が以前勤務したあるエイズ治療拠点病院でこんなことがありました。
　ある日、エイズ人権保護の市民団体から病院に電話がありました。
「わたくしどもに相談があったエイズ患者さんの件でお電話しています。今度、この患者さんが、貴院に検査治療のために入院することが決まりました。つきましては、エイズ患者の情報管理について事前に貴院の現状についてヒアリング調査と患者個人情報保護の打ち合わせを行いたいので訪問させていただきます」
　人権団体の方が病院を訪問され、以下の要望を病院側に伝えました。
「患者名は匿名（ダミー名）とすること」「エイズ患者カルテの保管方法については別カルテとして保管すること」「レセプトは手計算で行い別レセプトとすること、レセプト計算は外部業者に委託しないこと」「カルテやレセプトを作成したり見ることができる病院内の関係者を限定して、そのリストと責任者名を提出してほしいこと」、「血液の検体にもエイズとわかる識別マークはふらないこと」「患者は個室に入室させ、担当する医師、看護師も限定すること」「今後、もし病院からの情報漏洩があった場合は立ち入り検査を行わせていただくこと」というものでした。
　それに対して病院側が取った対応は、患者のダミー名・ダミー番号を用意し、患者のオーダー入力を伝票入力に切り替え、レセプトも病院職員による手計算とし、記録保管も担当医や医事課長扱いとしました。
　こうした患者の匿名扱いについては院内で異論も出ました。「なぜここまで匿名化しなければならないのか」「検体の匿名化は院内感染事故防止の妨げになる」など。しかし、こうした例は特別な事例ではありません。エイズのほかにも精神疾患やがんなどの患者が他人には知られたくない病名などの機微性の高い情報は病院にはたくさんあります。結局病院では、こうしたエイズの事例に学んで病院全体で個人情報保護について改めてすべての患者に

[図16-2] OECD理事会の8原則

【原則1】収集制限の原則…適法かつ公正な目的のために収集され、同意を得た個人データのみに限定する。
【原則2】データ内容の原則…収集する個人データは利用目的に適合しているものとし、正確、完全かつ最新のものに保つ。
【原則3】目的明確化の原則…データの利用目的は収集時に定められるものとし、またデータの利用はその目的またはその他の適合する理由に限定されるものとする。
【原則4】利用制限の原則…個人（データの主体）による承認及び法による権限下記の場合を除き、データは明確化された目的のみのために開示され、利用されるものとする。
【原則5】安全保護の原則…データは合理的な安全保護措置によって保護されるものとする。
【原則6】公開の原則…個人情報に関連した開発、慣行、ポリシーおよび連絡先情報を公開する。
【原則7】個人参加の原則…個人は自己に関するデータが保有されているか否かの確認をすることができる。また保有しているデータを遅滞無く、必要な場合には有料で、わかりやすい方法により、個人に伝えること。個人がデータにアクセスできない場合、その理由を提供することおよび異議の申し立てができること。意義の申し立てができた場合、個人はデータを削除、修正または変更できるものとする。
【原則8】責任の原則…データ管理者(会社)は上記の諸原則を実施するための措置に従う責任を有する。

徹底させようということになったのです。

3　個人情報保護のグローバル化

　1970年代以降、ITの進展によって大量の個人情報が処理されるようになると、欧州連合各国とアメリカでは個人情報保護の機運が高まり、個人情報を保護する法律やガイドラインが制定されました。
　しかしながら、法律やガイドラインが国ごとに異なると、国際的なビジネス上での問題発生が危惧されるため、1980年に経済協力開発機構（OESD）は、各国の個人情報保護レベルを一定にするためのガイドラインを制定しました。このときに定められた個人情報取扱の原則を「OESD理事会の8原則」と言います（上の図16-2参照）。
　1995年になると、欧州議会は「個人データ処理に係わる個人情報保護及び当該データの自由な移動に関する欧州議会及び理事会の指令」を発令します。この理事会指令はEU各国に法的強制力を持ち、「第三国が十分なレベルの保護を保証しない場合はEU域外への個人情報の移転を禁止する」という厳しい内容が含まれ、世界各国は早急な対応が求められることとなりまし

た。

　2001年、米国はEU指令に対応するためセーフ・ハーバー（安全な港）原則を制定しました。この原則は、OECDの8原則を基礎にしたものであり、米国内企業はセーフ・ハーバー原則順守を連邦取引委員会に届け出、自らがセーフ・ハーバー原則順守企業であるという表明をすることで、EU指令適合企業であると認められる仕組みになっています。

　しかし、このセーフ・ハーバー原則による米欧間の協定も2015年に欧州連合（EU）司法裁判所が下した米欧二者間協定「セーフ・ハーバー協定」の無効判決によって、新たな協定である「プライバシー・シールド」へと発展していくこととなったのです。

　そのような個人情報保護のグローバルな潮流の中で、日本は2003年5月に個人情報保護法を公布し、2005年4月の全面施行によって、世界の個人情報保護の波に合流することとなりました。

　その後、情報通信技術の発展や事業活動のさらなるグローバル化等、急速な環境変化により、個人情報保護法が制定された当初は想定されなかったような個人情報の利活用が可能となったことを踏まえ、「定義の明確化」「個人情報の適正な活用・流通の確保」「グローバル化への対応」等を目的として、2015年9月に改正個人情報保護法が公布され、2017年5月30日全面施行されました。

4　日本の個人情報保護法

　2003年4月から「個人情報の保護に関する法律（個人情報保護法）」が施行され、個人情報を5,001件以上取り扱う事業者に適用されることになりました。医療福祉施設としては、病院、診療所、薬局、介護保険施設、居宅サービス事業者、居宅介護支援事業者等が該当することになりました。次に対象となる個人情報とは何かを見ていきましょう。

　個人情報保護法では「個人情報」を、生存する個人に関する情報であって、特定の個人を識別することができるものあると定義しています。具体的には、①個人に関する情報であること、②生存する個人の情報に限られること、③

[図16-3] 対象となる個人情報の例

医事課
・診察申込書
・保険証
・問診票
・診察券
・予約票
・レセプト
・請求書／領収書

検査課
・検査予約／再来予約票
・検査依頼伝票
・検査結果報告書
　生化学検査
　生理検査
　超音波検査
　内視鏡検査
　放射線検査

薬剤課
・薬歴情報
・処方箋

診療部
・紹介／逆紹介状
・診療録
　主訴
　観察事項
　検査結果
　治療計画
・家族の病歴等

院外への書式等
・主務官庁への各種届出
・生保／損保業者への所見
・健康診断表
・地域がん登録票
・（レセプト）

病棟
・入院申込書
・入院療養計画書
・給食情報
・看護記録
・手術管理情報
・退院証明書
・退院療養計画書

●出典　JISQ15001 医療機関の認定指針 JIPDEC2002 を参考

特定の個人を識別することができるもの（個人識別性）としています。

　それは診療録（カルテ）ばかりでなく多岐にわたっています。上の図16-3に対象となる個人情報の例を挙げてみました。

　以上のような個人情報を対象に2005年4月から「個人情報保護法」が全面施行されました。個人情報保護法は、高度情報社会の中で、個人情報の利用が著しく拡大していることから、個人情報の不適切な取り扱いによって、「個人の権利利益」が侵害されることを防ぐために、個人情報を取り扱う際に守るべきルールを定めたものです。

　法律の名前から個人情報そのものを保護することと誤解しがちですが、あくまでも「個人の権利利益」の保護が目的です。この法律は以下の5つの原則から成り立っていますが、この5つの原則はOECD理事会の8原則を整理したものです。

①利用方法による制限（利用目的を本人に明示）
②適正な取得（利用目的の明示と本人の了解を得て取得）
③正確性の確保（常に正確な個人情報に保つ）

④安全性の確保（流出や盗難、紛失を防止する）
⑤透明性の確保（本人が閲覧可能なこと、本人に開示可能であること、本人の申し出により訂正を加えること、同意なき目的外利用は本人の申し出により停止できること）

　この法律が施行されたことで、本人の了解がないままに個人情報の流用や売買、譲渡は規制されることになりました。同時に患者による医療機関への診療録の開示が患者の権利として認められるようになりました。すなわち、「情報の開示と保護」という点が、個人情報保護法によって大きく変わったところです。

5　情報の開示

　個人情報保護法以前には、医療機関における個人情報の取り扱いについての法的な枠組みはなく、診療録（カルテ）の情報開示については、各医療機関の自主的な取り組みに委ねられていました。また、医療機関の情報を第三者に提供することに関する法的な枠組みもありませんでした。これに対して個人情報保護法は、①情報の利用目的の通知と公表、②情報の第三者提供の制限、③本人の請求に応じた情報の開示などを医療機関に義務付けました。

　特に診療録などの情報の開示はこれまでのように医療機関のサービスではなく、患者の権利として明確に位置付けられるようになりました。これまでは診療録は患者からの開示請求があっても、多くの病院側はその開示を拒むことが多かったのですが、個人情報保護法により患者の権利として開示が位置付けられました。診療録を開示すると患者本人の治療に重大な影響があるなどの場合は例外とされますが、それ以外の非開示は認められません。むやみに非開示とすれば、患者の苦情を受けて厚労相が開示を勧告・命令し、従わない場合は刑事罰が科されます。なお、患者死亡の場合、遺族への開示は個人情報開示の対象外とされています。ほかにも学術的な研究目的による利用なども対象外とされています。

　また、医療機関の情報を本人以外の第三者に提供しようとする場合は、原則あらかじめ本人同意が必要ですが、公衆衛生上の理由などで、同意なしで

第三者への情報提供が可能な場合もあります。

6　情報の保護

　診療録などの情報は正確に記載され、安全に保管、保護されなければなりません。これまで診療録は紙媒体でカルテ庫などに保管されていましたが、現在では大量の電子媒体として電子カルテやサーバーの中に保管されています。カルテは正確に記載され改ざんなどがあってはならないのです。

　ずいぶん前の話ですが、大阪弁護士会の石川寛俊弁護士らのグループが、1993年以降に医療過誤訴訟を担当した全国の弁護士約700人を対象にアンケートを実施しました。そのうち96人の弁護士から寄せられた回答を分析すると、カルテ改ざんが疑われる例が少なくとも109件あり、判決で改ざんが認められたケースも9件あったと言います。改ざん事例は以下のとおりです。

　弁護士が証拠保全で入手したカルテと、患者が直接入手したカルテと裁判で病院側が証拠提出したカルテの間で、血圧のグラフが違ったり、病名が違っているなど明らかに不自然な点があった。「間違いを訂正したため」と病院側は弁明したが「どれが本物のカルテかわからない」と証言したと言います。

　ほかにも、「医師の申し送り事項が修正液で塗りつぶされていた」「看護師が見回った事実はないのに『3～4回見回った』という紙が差し込まれていた」「裁判で問題になっている時間帯の分娩監視記録の記録紙が行方不明」「肝臓がんの見落とし事件で、『慢性肝炎』を『肝硬変』と書き換えて症状が悪化していたように見せかけた」など。これらの改ざんは病院側が自らの立場を有利にするために診療録の改ざんを行ったと疑われても仕方がない事例です。

　紙カルテの場合、現在では修正を行うときには修正液を用いず、訂正箇所に二重線を引いて訂正を行い、訂正日時と訂正者の署名を行うのが決まりです。最近は電子カルテになったので、こうした修正作業の履歴が電子カルテ上に自動的に残るしくみが備わっているので便利です。

　情報の保護にはもう一つ、情報流失の保護が欠かせません。先述したように情報が電子媒体で蓄積されるようになりその流出が問題となっています。パソコンやＵＳＢの盗難、置忘れ、紛失、廃棄など。このためパソコンやU

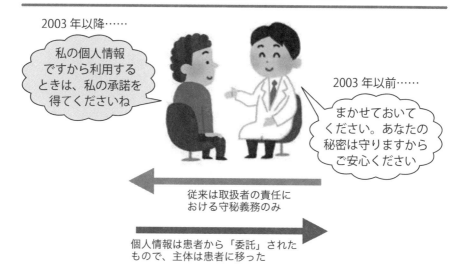

[図16-4] 個人情報で変わったこと

　ＳＢはパスワード管理で情報保護を図らなければなりません。また、インターネット経由での情報ハッキングを防止するために、インターネット接続の制限や、私用のパソコンやＵＳＢの院内ＬＡＮへの接続を行わないなどのルール作りが必要です。
　さらに学術研究の目的で患者情報を公表するときには匿名化作業が必須で、患者氏名、生年月日、診療録ＩＤの患者個人情報を決められたルールで記号化するなどの匿名化が必要です。ただこの記号と患者の間の対応表の保管については厳重に行う必要があります。学術研究を行う際には倫理委員会の承認が必要ですが、最近ではこの患者匿名化作業の適切性についても審査されるので注意が必要です。

7　個人情報保護で変わったこと

　個人情報保護法の施行により最も変わったことは、権利の主体が患者側に移ったことです。
　個人情報について、これまでは医療機関側が「まかせておいてください。

あなたの秘密は守りますからご安心ください」と言っていたことが、患者側が「私の個人情報ですから利用するときは私の承諾を得てくださいね」と言えることになったということです。

　つまり、従来は個人情報を取り扱う医療機関の責任における守秘義務のみであったものが、個人情報は患者から医療機関に「委託」されているもので、主体は患者側に移ったということです。この違いをよく覚えてください。患者の情報は病院のものではなく患者のものであって、病院はそれを預かっているだけなのだということをよく認識してください。

【まとめ】
1. 個人情報保護法で、診療録の開示が医療機関に義務付けられた。
2. 患者の個人情報は、患者から医療機関に委託されているものなのだ。

コラム●個人情報保護法

　個人情報保護が厳しくなって、院外からの外来通院中の患者についての問い合わせにも気を遣うようになった。以前、三田病院にいたとき、こんな電話が三田警察からかかってきた。

「三田警察だが、お宅の病院の外来に指名手配中の犯人が受診した可能性がある。受診したかどうか、至急しらべてほしい」

　個人情報保護の研修会を受けたばかりだったので、まず落ち着いて「念のためこちらから電話をかけ直しますので、電話番号と内線をいただけますか?」と言って電話をかけなおした。このときは実際に警察からの電話だったので、書面で依頼内容をファクシミリで送ってもらって、医事課に問い合わせた。

　病院にいるとよく入院中の患者の病状の電話での問い合わせも多い。ただこれも病状という個人情報の中でもとりわけセンシティブな情報なので、うっかりとは電話では話せない。特に会社のVIPの入院中に、会社からかかってきた電話には要注意だ。社内人事にも関係しかねないからだ。

　また医療現場での病名告知も患者個人情報にかかわる。以前はがんなどの場合、本人には病名を告げず、まず家族に話す。「奥さん、ご主人には本当の病名はまだ話していませんが、実はがんなのです。ご主人に本当の病名を告げてよろしいでしょうか?」。

　今ではこんな対応はありえない。まず本人に告知する。そして本人が家族に病名を話すかどうかは本人の問題だ。

　２００３年の個人情報保護法で変わったことは、まず個人情報は本人のものという考え方が徹底したことである。またカルテも開示を前提として書かれるようになったことである。

第 17 章
生命倫理とは何か

1　生命倫理の歴史

　生命倫理とは英語でバイオエシックス（Bioethics）と言い、語源は、生命（bios）と倫理（ethike）というギリシア語から作られた合成語です。生命倫理は後述するようにさまざまな学際的な学問分野の上に成り立ち、生命や健康に関する倫理規範の根拠を扱う学問です。

　一方、臨床の場においては、医療人が患者とのかかわりの中で、医療人としてのふさわしいふるまい方を学ぶことが生命倫理の目的です。本章では、生命倫理の歴史とその考え方、臨床現場でよく遭遇する生命倫理の課題ついて見ていきましょう。

　学問としての生命倫理（バイオエシックス）の歴史はまだ浅く、バイオエシックスという概念が生まれてまだ50年、半世紀にも満たない。最初にバイオエシックスという言葉を作ったのはアメリカのがんの研究者だったポッター（V R .Potter）で1970年のことです。ポッターは当時、人類が資源の浪費や人口増加などによってその生存が危機に瀕していることを警告し、その解決のために生命科学を基盤に社会科学や人文科学などの「学際的な英知の結集」を訴えました。こうしたポッターの考え方は、今日的な意味では環境倫理に近い考え方でした。

　しかしバイオエシックスの考え方は当初のポッターの思惑をよそに、アメリカでは環境問題より医療問題を扱う今日的な意味での生命倫理として発展し定着することになります。この背景には1960年、70年当時のアメリカの医療技術の急速な進歩と人権思想の発達が関係しています。

　この頃、医療技術は、人工透析、人工呼吸器、臓器移植、体外受精、出生前診断、安全な人工妊娠中絶、尊厳死・安楽死、遺伝子操作などが急速に進歩し、同時にその頃は、黒人公民権運動に端を発する人権運動、障害者運動、女性運動、消費者運動も大きなムーブメントとなります。このムーブメントは医療分野にも押し寄せ、患者の人権や権利意識の高揚となって現れます。生命倫理は、こうした医療技術の革新と、患者の権利運動とが重なりあい当時の米国医療界に大きな影響を与えました。

さて、生命倫理の学問としての体系化の基礎を築いたのは、ワシントンＤＣにあるジョージタウン大学のケネディ研究所の初代所長Ａ．ヘレガーズで1971年のことでした。Ａ．ヘレガーズは、先のポッターのバイオエシックスという言葉を生命科学と医療の倫理問題をめぐる学際的な研究領域を指す言葉として用いたのです。これが今日的な意味での生命倫理の始まりと言われています。そしてこの学問領域の発展に大きく貢献したのが、ケネディ研究所が1978年に編纂した『生命倫理学百科事典』の発刊です。この百科事典は同研究所の研究者が中心となって世界中から260人もの学者を動員して、1972年から6年かけて生命倫理に係るトピックスを集めて編纂されました。この百科事典がその後の生命倫理の発展の基礎となったのです。

生命倫理は、これまでの倫理学のように「こうすべき、こうしてはならない」といった倫理規範を提示する学問ではありません。生命や健康をめぐる諸問題に関して特定の倫理規範ではなく、規範の根拠について考える学問のことで、それを学際的に行うことに特徴があります。先の生命倫理学百科事典の改定版（1995年）には「学際的環境においてさまざまな倫理的方法論を用いながら行う、生命諸科学とヘルスケアの道徳的展望・意思決定・行為・政策を含む道徳的諸次元に関する体系的学問」と定義されています。

日本にこうした生命倫理の考え方が紹介されたのは1980年代。最初にバイオエシックスを生命倫理と日本語訳を名付けたのは、上智大学名誉教授で動物行動学者の青木清で、1977年のことでした。その後、アメリカでの生命倫理百科事典などの刊行を受けて国内でも生命倫理を紹介する動きが相次ぎます。

その先陣を切ったのは武見太郎と木村利人でした。武見太郎は日本医師会長を務めた医師ですが、『生命倫理百科事典』の中で「医師の職業倫理」の一章を執筆しています。木村理人は1980年からケネディ研究所に所属していて、日本に米国のバイオエシックスを紹介する活動を行います。その際に米国のバイオエシックスが60年代の黒人の公民権運動の影響を受けて成立したことや患者の権利を擁護する運動であることを強調しました。

ところで日本で「生命倫理」という言葉がマスコミを通じて広く社会的に論議されるようになったのは1985年のことです。同年2月に脳死移植の

立法化を検討する「生命倫理研究議員連盟」が国会議員の間で結成されたことがきっかけでした。そうして1997年10月後述する脳死移植を可能とした「臓器移植法」が成立します。

2　脳死移植とは何か

　日本で生命倫理の議論が盛んになったのは、脳死患者からの臓器移植、すなわち脳死移植問題が契機でした。臓器移植医療は、臓器を提供する側の「ドナー」と提供を受ける側の「レシピエント」という異なる立場がつながることで成り立つ医療です。この場合の臓器提供側のドナーは、「死体」と「生体」に大別され、「死体」は「脳死」と「心停止」に分けられます。
　脳死移植とは脳が不可逆的な機能停止に陥っていることを確認したうえで、脳死を宣告し、心臓がまだ拍動している段階で脳死患者から臓器を摘出し、提供を受けるレシピエント側に移植します。
　一方、ドナーの心停止後に臓器を摘出し、レシピエントに移植する場合もあります。ただ心停止後の臓器移植は、全身の循環停止により、多くの臓器は急速に虚血状態に陥り機能不全となり、移植に適しなくなります。ただ、腎臓などの臓器は血流が途絶えても、短時間であれば臓器機能は保たれ、その間の移植が可能です。しかし心臓や、肝臓・膵臓などの臓器は血流停止により急速に機能不全が起こり、移植してもその機能が復活することはありません。このためこうした臓器の移植では心臓がまだ動いている脳死患者からの移植が必要なのです。
　生体移植はレシピエントの近親者などの健康な臓器提供者から臓器を全身麻酔下で摘出し、それを移植します。こうした生体移植は肝臓移植などで行われています。

3　脳死は人の死と言えるのか

　こうした移植医療で生命倫理の問題となったのは、特に「脳死」問題です。脳死とは先述したように「脳の機能が停止しているが、心臓は動き続けてい

る状態」です。臓器移植法によれば、「脳幹を含む全脳の機能が不可逆的に停止」した状態ということです。

　脳は大脳・小脳・脳幹と大きく3つの部分に分けられます。その脳のすべての機能が失われた状態を脳死とされています。さらに「不可逆的」とは、失われた機能は二度と元には戻らないということです。いわゆる「植物状態」と脳死は異なり、植物状態では脳幹の機能は維持され、自発呼吸もできる状態であって、場合によっては回復の見込みもある状態のことです。

　この「脳死状態」が臓器移植法の議論の過程で問題となりました。脳死状態になった人は、「生きているのだろうか？」「死んでいるのだろうか？」。脳死といっても心臓はまだ動いていて、血流が保たれているので、脳死の人の頬の色はピンク色でまるで生きているようです。ただ自ら呼吸することはできないので、人工呼吸器につながれている状態です。

　ここで問題となったのは「脳死状態になった人を死んでいる」と考えることです。これまで、死とは心臓死が唯一の定義でした。医師が死亡診断を行うときには、「死の三徴候」といって、心臓の停止、呼吸の停止、脳の働きをしめす瞳孔の拡大とペンライトを瞳孔にあてて瞳孔が収縮する対光反射の消失をもって死亡としています。それに対して脳死は全く新しい死の定義です。脳死の判定基準は、深昏睡、両側瞳孔径4mm以上および瞳孔の固定（対光反射がないこと）、脳幹反射の消失、平坦脳波、自発呼吸の消失で、これらが6時間継続することを条件としています。

　しかし、脳死についてはさまざまな議論が巻き起こりました。国民感情からも納得できない人も多かったのです。心臓が拍動していてまるで生きているような患者さんを「なぜ、脳死状態になったら、死んだと言えるのか？」という人も多かったのです。その後、実際に脳死の判定後も長期間、心臓が拍動を続ける長期脳死の状態があることもわかりました。そうした長期脳死の患者さんが出産を行った例もあり、また人工呼吸器を取り外そうとすると脳死患者に「ラザロ徴候」が出たりして、問題を複雑にしたのです。

　「ラザロ徴候」というのは、1984年マサチューセッツ総合病院のRopperの経験から名付けられた徴候のことです。それは脳死患者の人工呼吸器を外して4～8分経過すると、上肢、体幹に鳥肌が出現し、上肢がこきざみに

震え始め、30秒以内に両上肢が肘関節で屈曲し、まるで両手を胸の前であわせるような動きを行うことが 5 症例で認められました。ラゾロ徴候と言うのはイエスが蘇らせた男ラザロにちなんでつけられた名称です。

　実は、現在の「臓器移植法」が 1997 年 6 月に成立したときにも「脳死は人の死」だと完全にみんなが同意したわけではありませんでした。法律を検討する過程で 1992 年に政府が設置した「脳死臨調（臨時脳死及び臓器移植調査会）」では、最終答申で「脳死は人の死」だという主張が述べられています。しかしそれは脳死臨調ではメンバー全員が一致で出した答えではなく、「少数意見」として、「脳死は人の死ではない」とする意見も併記されています。

　こうした脳死臨調の少数意見を残したまま「脳死は人の死」とする「臓器移植法案」が 90 年代前半から国会に提出されました。しかし 1997 年の成立直前に法案の修正がなされました。それは「臓器移植法」では、「脳死状態からの臓器提供の意思表示がある場合だけ、脳死は人の死」と臓器提供の前提条件をつけて脳死を認めることとなったのです。

　こうした脳死の定義は、あいまいと批判されるかもしれませんが、「脳死は人の死」をめぐっては、当時の単純ではない生命倫理の議論の中で「臓器移植法」を成立させるためのぎりぎりの修正だったと言えます。

　その後、臓器移植法は 2010 年 7 月に改正されました。それまで脳死後の臓器提供には、ドナーカードのような本人の書面による意思表示と家族の承諾を必要としていましたが、改正後は本人の意思が不明な場合には、家族の承諾で臓器が提供できることとなりました。これにより、15 歳未満の子供からの脳死での臓器提供も可能となったのです。

4　日本初の心臓移植「和田心臓移植」の闇

　臓器移植法と脳死を見てきましたが、ここでは時計の針をさらに逆にもどして、1968 年 8 月に札幌医科大学の心臓外科の和田寿郎（わだじゅろう）教授により行われた日本初の心臓移植にまつわる事件を見ていきましょう。

　世界で初めて心臓移植手術を行ったのは南アフリカの心臓外科医クリスチャン・バーナード博士で、1967 年 12 月のことです。この世界初の心臓移

植から8ヶ月後、札幌医科大の心臓外科の和田寿郎らは、世界で30例目の心臓移植手術を行います。心臓移植を受けた18歳の宮崎信夫少年は、手術後、一時は自分の足で歩くことができるまでに回復しましたが、手術から83日後の10月29日に死亡します。当時、医学部の1年生だった筆者も、宮崎少年が回復して病院の屋上を車イスで散歩する様子がテレビ放映されたときのことをはっきりと覚えています。しかし、当初は心臓移植の成功に沸き立っていた世論もその後の経緯から、一転して和田教授の刑事告発へと向かいます。

心臓移植を受けた18歳の宮崎少年の死後、それまでくすぶっていた疑惑が一気に噴出しました。まず、和田教授の発表によれば、宮崎少年は僧帽弁をはじめとした心臓弁の多くが障害を持つ多弁障害で心臓移植が必要とのことでした。ところがこの少年を和田教授に紹介した同大第二内科の宮原光夫教授からは、宮崎少年は多弁障害ではなく、僧帽弁だけの障害で、二次的に三尖弁の障害はあるが、これらは弁置換術で治癒する可能性があり心臓移植の必要性はなかったと述べたのです。

このように「宮崎君は本当に移植手術が必要だったのか？」の疑惑が渦巻く中、宮崎君の切除された心臓が3ヶ月間行方不明になる事件が起きました。同大学の病理学の藤本教授は、「宮崎君の心臓が行方不明となり、3ヶ月後に見つかったが、何者かによって心臓の3つの弁が根元からくり抜かれていた。ばらばらになった3つの弁と心臓の復元を試みたが、明らかに大動脈弁だけは宮崎君の心臓と切り口が合わなかった」と述べ、ますます疑惑が高まったのです。

一方、心臓を提供した側の21歳の大学生山口義政さんについて見ていきましょう。山口君は1968年8月7日、小樽の海水浴場で溺れて意識不明のまま救急車で小樽市内の病院に運ばれたあと、救急車で札幌医大に運び込まれ、翌日の午後10時10分、瞳孔が散大し、脳死と認定されました。医師団は山口君の両親に心臓の提供を申し出て、その承諾を得ました。

しかし、山口君が札幌医科大学へ搬送された直後、心臓外科の医局員らが麻酔科の助手から筋弛緩剤を借りて注射し、それに抗議した麻酔医を山口君の蘇生の現場から追い出したのです。さらにこの麻酔医は、移植後の拒絶反応をやわらげるためステロイドホルモンを心臓外科の医局員が10筒も大量

投与したことも目撃していました。この一連の証言から、胸部外科医師たちが溺水患者に対してかならずしも適切な蘇生処置をほどこしていたわけではないことも明らかにされたのです。

　また、不可逆的な脳死を脳波平坦という事実で証明する必要があることは当時でも認識されていました。しかし脳波を脳波計のブラウン管上で確認していましたが、そもそもその記録を取っていなかったのです。また、後の調査では、和田教授が臓器提供者の山口君と移植を受ける側の宮崎少年の両方の主治医を務めていたこと、心臓外科医である和田教授が、専門外の脳死判定を行ったことが問題視されました。このため山口君の死が、本当に脳死だったのか疑う声も出ました。さらに家族への説明にも問題があったことが後に判明します。なんと山口君の心臓を臓器移植することの遺族同意がとられたのは、宮崎少年の移植手術が始まった直後であったこともわかったのです。

　こうした一連の疑惑から1968年12月、和田心臓移植は大阪の漢方医らによってついに刑事告発されることになります。しかし1970年夏に捜査が終了し、告発された殺人罪、業務上過失致死罪、死体損壊罪のすべてで嫌疑不十分で不起訴となりました。

　このように日本で最初の心臓移植は疑惑の闇の中に葬りさられました。その結果、日本で2例目の心臓移植手術が再び実施されたのは、1997年10月に「臓器の移植に関する法律」（臓器移植法）の施行後の、1999年2月のことです。2例目の心臓移植は和田教授による国内初の手術から、実に31年後のことだったのです。

5　インフォームド・コンセントの歴史

　和田心臓移植が投げかけた生命倫理問題は数多いのです。中でも臓器提供者と移植を受ける者に、今日的な意味での適切なインフォームド・コンセント（informed consent）が取られてはいなかったのではという疑念が残ります。

　近年、医療行為、とりわけ身体への侵襲を伴う医療行為の場合にはインフォームド・コンセントが必要であることは、広く認識されるようになりました。インフォームド・コンセントとは適切かつ十分な情報（information）

を与えられた上での同意（consent）という意味です。医師が与えるべき情報は、①治療又は処置の概要、②治療・処置のリスクと便益（ベネフィット）、③治療・処置の他の選択肢、④治療・処置を行わない場合の結果、⑤成功する確率、⑥回復時に予想される問題点や社会復帰までの期間などが挙げられます。

ところで、インフォームド・コンセントの歴史には二つの系統があります。一つは第二次世界大戦中に行われた人体実験の歴史、もう一つは欧米の医療過誤訴訟の歴史です。

人体実験については、第二次世界大戦後のニュールンベルグ国際軍事裁判の判決から説き起こされました。非人道的な人体実験を行ったナチスドイツの医師を裁いた判決の中で、人体実験を行う際の順守すべき事項が明記されました。これが「ニュールンベルグ綱領」（1947年）です。この冒頭に「被検者の自発的同意は絶対に欠かすことができない」とあり、これが今日の新薬開発を行う際に患者に新薬を投与する際に、必ず得なければならない同意文書の原型となりました。新薬と同様、新たな手術方法の臨床試験についても同様で、たとえば和田心臓移植のように初めて人に適応した移植技術のような新技術には患者への説明と同意が欠かせず、さらに今日では新規手術の臨床応用に当たっては専門家や学外の第三者も交えた臨床試験審査委員会の承認が必要となります。

インフォームド・コンセントのもう一つの起源は、医療訴訟裁判における判例から生まれました。1894年にドイツのライヒ裁判所において、医師の治療行為には患者の同意が必要であり、同意のない治療は違法であるという同意原則が確認されたことが発端となっています。しかし、この時代はもっぱら同意の有無が注目されていて、説明に関しては医師の裁量にまかされていました。その後、カリフォルニア州控訴裁判所判決で、医師の説明義務が明確化し、インフォームド・コンセントが定着するようになったのです。

6　日常の臨床の中で遭遇する生命倫理課題

生命倫理の課題について和田心臓移植やインフォームド・コンセントについて見てきましたが、生命倫理に関する課題は、日常の臨床の中でもしばし

ば遭遇します。ここからは我々が日常の臨床の中で、よく遭遇する生命倫理の課題を見ていきましょう。そこで、事例をいくつか紹介しましょう。

●事例1

　ある日の午後、病棟で働き始めた研修医が臨床研修指導医に次のように尋ねた。

研修医「あの肺炎の患者さん、抗菌薬投与のルートが取れなくなったので、中心静脈カテーテルを入れようと思うんですが、看護師が『先生本当にやるんですか？』と言うんです。なんで看護師はそんなこと言うんですかね……」

指導医「あの人は95歳で、認知症があって、誤嚥も繰り返してるしね……」

研修医「え！　でも病気を治療しなくてもいいんですか？」

●事例2

研修医「あの誤嚥性肺炎の患者さんは、治療は終了したんですが全然食べられませんね。家族は胃瘻を希望していますが、認知症もあるしなんか胃瘻にするのも忍びない気がするんですが……」

指導医「なんで忍びないんでしょうか？」

研修医「なんか認知症の人に胃瘻を入れても、予後がどうのという事も聞いたことがありますし……」

●事例3

研修医「70歳の肺癌ステージⅣの患者さんの家族が、本人に告知すると絶対気を落として耐えられないと言って、告知しないでくれと言うんです。患者の自律尊重の原則から絶対告知すべきと思うので、先生告知の日程どうしましょう？」

指導医「ちょっと待て、待て……」

　以上の例は、北海道の勤医協中央病院総合診療センターの川口篤也先生の事例をお借りしました。このように認知症の患者への治療の継続問題、誤嚥性肺炎の患者への胃瘻造設問題、がん患者への告知問題など日常的にその倫理的判断を迫られる問題は数多いのです。こうした生命倫理課題に臨床の場ではどのように向き合えばよいのでしょうか。

　生命倫理の問題は関係者の立場により意見が分かれて、なんとなくモヤモ

[図17-1] ジョンセン（Jonsen）らの４分割法

医学的適応 Medical Indication	患者の意向（選好） Patient Preferences
QOL Quality of Life	周囲の状況 Contexual Features

ヤした心持になることが多いのです。こうしたモヤモヤは生命倫理におけるジレンマ問題といって、まずモヤモヤの原因を究明することが大事です。

それには「ジョンセン（Jonsen）らの４分割法」（図17-1）を用いるのが良いでしょう。この４つの枠にチェックリストに従って書き込んでいくのですが、書き込むときには医師、看護師、ソーシャルワーカーなど多職種が情報を出し合い、グループディスカッションをしながら書き込んでいきます。同じ項目を２つ以上の枠に入れてもよいし、またどこに入れてよいかわからなければ周囲の状況に書き込むと良いでしょう。

ここで再び事例を見てみましょう。この事例は、佐賀市立国民健康保険三瀬診療所所長で佐賀大学医学部臨床教授の白浜雅司先生からお借りしました。

●事例４

34歳女性。最近体がだるいと診療所を受診された。肺炎（ＷＢＣ 15000、ＣＲＰ 10.8）と空腹時320の高血糖があった。入院も勧めたが、入院はしたくないという。外来での抗生物質点滴をスタートして肺炎は徐々に落ち着いてきた。一方空腹時血糖はＳＵ剤で、１週間で250までは低下してきたが、食後のインシュリン分泌が悪く、抗ＧＡＤ抗体も陽性で「インシュリンが不

[図17-2] 事例の4分割表による分析

医学的適応
糖尿病、肺炎の合併
I型糖尿病で、
インシュリン適応

患者の選好
インシュリンしたくないなぜ？
・親が糖尿病で低血糖入院
・糖尿病を認めたくない
・仕事中に注射できない
・結婚を控えている

QOL
仕事に価値観
最後の結婚にかけている

周囲の状況
家族の思い
婚約者の思い
医療施設の融通性

足しているのでインシュリン注射をしたほうがいいですね」と勧めたが、「注射はいやです」と拒否されてしまった。

この事例について多職種で本人から聞き取りをした結果を、ディスカッションして上の図17-2のように4分割にまとめました。このように4分割法にまとめると、状況が呑み込めます。必ずしも医学的適応を優先すべきかどうかも議論の対象となります。最終的には患者の自己決定が優先するのですが、それには患者と医療者との間の対話、議論、再考、熟考が必要です。それが患者の本当の自己決定につながり、最善の患者利益につながるのです。こうした過程は先述したインフォームド・コンセントの過程ともつながります。

こうした患者との対話や医療従事者間での議論を行う上でも、議論のフレームを与える4分割法が効果的です。

【まとめ】
　日本初の心臓移植である和田心臓移植の問題点を生命倫理の考え方に沿って考えてみよう。

第 18 章
人生の最終段階の医療・ケアの決定プロセスガイドライン

1　目前に迫る高齢多死社会と新ガイドライン

　2018年3月、厚労省から「人生の最終段階の医療・ケアの決定プロセスガイドライン」（以下、新ガイドライン）が公表されました。2007年に「終末期医療の決定プロセスに関するガイドライン」（以下、旧ガイドライン）が策定されて以来11年ぶりのガイドライン改定です。

　11年ぶりにガイドラインが改定された理由は、図18-1のグラフでもわかるように、団塊の世代700万人が2025年に後期高齢者となり、2030年には年間総死亡数160万人の高齢多死社会が目前に迫っていることが挙げられます。

　またこの間、2014年に成立した地域医療介護総合確保法の中で明文化された「地域包括ケアシステム」の構築により、これまでの医療の在り方が、病院完結型から地域完結型へと転換しつつあります。

　このため看取りの場所も病院から地域へと移行することを前提とした対応が必要になったのです。

　実際、2007年には総死亡数の80％であった病院死が徐々に減り、2015年現在、74.6％と、減少しはじめ、地域における看取りが少しずつ増えているのです。

　また高齢化の進展に伴い、高齢者の救急搬送割合も上昇傾向にありますが、その中には本人の意思が共有されていなかったために、人生の最終段階において本人の望まない救急搬送が増えているという指摘もあります。

2　英米諸国の終末期医療の反省と新しい取り組み

　英米諸国においては、人生の最終段階における医療・ケアについて、事前に本人の意思を表明する方法や共有する方法として、これまで蘇生措置不可（ＤＮＡＲ：Do Not Attempt Resuscitation）、リビング・ウィル（Living Will）や事前指示書（アドバンスド・ダイレクテイブ、ＡＤ：Advanced Directive）といった取り組みが進められてきました。

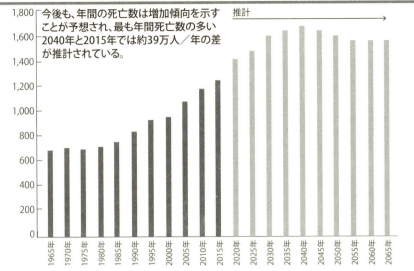

[図18-1] 死亡数の将来統計

しかし、こうした取り組みでは文書が残されていても、本人の意思が家族等や医療・ケアチームと共有されていないこと等により、本人の意思を反映した医療・ケアが十分に提供されない場合があることも指摘されています。この事情は日本でも同様です。

このため近年、英米諸国では、人生の最終段階における医療・ケアについて本人が家族等や医療チームと事前に繰り返し話し合うプロセスを重視した「アドバンスド・ケア・プランニング（ＡＣＰ：Advanced Care Planning)」という取り組みが進められてきています。

こうした中、「人生の最終段階における医療の普及・啓発の在り方に関する検討会」（座長、武蔵野大学法学部教授樋口範雄、以下「検討会」）が2017年8月より厚労省内で発足し、6回の検討会を経て、2018年3月に検討会報告書がまとまり「人生の最終段階における医療の決定プロセスに関するガイドライン」（新ガイドライン）の改定が行われました。

新ガイドラインは、高齢多死社会の進行を背景に地域包括ケアシステムの構築が進められていることを踏まえて以下のように改定されました。

①患者の意思は変化しうるものであり、医療・ケアの方針についての話し合いは繰り返すことが重要であることを強調
②患者が自らの意思を伝えられない状態になる可能性があることから、その場合に患者の意思を推定する者について、家族など信頼できる者と事前に繰り返し話し合っておくことが重要
③病院だけでなく介護施設・在宅の現場も想定したガイドラインとなるよう配慮
　以上の3つのポイントが改訂の柱となっています。
　ちなみに最近、ＡＣＰの愛称が「人生会議」に決まりました。人生の最終段階について、ふだんから家族で話し合う会議というイメージですね。

3　アドバンスド・ケア・プランニング

　ここからは、検討会の中で議論され、新ガイドラインでもその考え方が取り入れられた「アドバンスド・ケア・プランニング（ＡＣＰ）」についてその歴史的経緯からひも解いて見ていきましょう。

◎蘇生処置不可（ＤＮＡＲ）
　先述したように、これまでは蘇生処置不可（ＤＮＡＲ）、リビング・ウィル（Living Will）、アドバンスド・ディレクテイブ（ＡＤ）という考えがいきわたっていました。
　ＤＮＡＲとは、終末期を迎えた患者がさまざまな治療を行った上で蘇生の可能性が無いまたは低い場合、本人または家族の意思で心肺蘇生を行わないという意味で使われています。以前はＤＮＲ（Do Not Resuscitation）と呼ばれていました。
　筆者が最初にこのＤＮＲの表記を見たのは1988年、89年に臨床留学していたニューヨーク市ブルックリンの州立病院の病棟です。意識のない患者

さんのベッドサイドに「ＤＮＲ」の表記を見たときは複雑な思いがしたことをよく覚えています。ただ当時のニューヨークでもＤＮＲを決める際には病棟で臨床倫理の専門家も含む医療チームが家族と話し合いを行い、その決定を行っていました。

　しかし、ＤＮＲは単に蘇生処置の拒否と解釈されることもあり、蘇生の可能性が高いにもかかわらず心肺蘇生を行わないという印象を持たれやすいとしてＤＮＲに「Attempt（試み）」を加えて、「蘇生の可能性が低いため心肺蘇生を試みない」という意味で「ＤＮＡＲ（Do Not Attempt Resuscitation）」という表現にその後変わりました。日本でも最近はＤＮＡＲという呼称が定着しています。

◎リビング・ウィル（Living Will）
　次に、リビング・ウィル（Living Will）は、一般財団法人尊厳死協会によれば、「人生の最終段階を迎えたときの医療の選択について事前に意思表示しておく文書」のことです。
　患者により表明された意思がケアに携わる人たちに伝わり、尊重され、患者自らが自分らしく誇りを持って最期を生きることにつながるとしています。その意味でリビング・ウィルは次のアドバンスド・ディレクティブ（ＡＤ：Advaneced Directive: ＡＤ）と同義とも言えます。

◎アドバンスド・ディレクティブ（Advaneced Directive）
　ＡＤとは、「事前指示書」と和訳され、「ある患者あるいは健常人が、将来自らが判断能力を失った際に自分に行われる医療行為に対する意向を前もって意思表示すること」と定義されます。つまり、同意能力のない患者からインフォームド・コンセントを得る方法と言えます。
　ＡＤには代理人指示と内容的指示があります。代理人指示とは，事前指示を行う者が意思を表示できなくなった場合に、決定を行う代理人を指名しておく事前指示です。
　内容的指示とは、治療についての患者の望みを記録した事前指示で、当人が望んだり拒否したりする治療ないし代諾者が医療の内容を決定する際に指

針となる基準を指定しておくものです。

　内容的指示の例としては、「心肺停止時に心肺蘇生術を希望するか拒否するか？」「人工呼吸器の装着を希望するか拒否するか？」「輸血や輸液など、どこまでの治療は希望するか？　あるいは拒否するか？」といったことが記載された書面です。

　実はこのＡＤが2008年度診療報酬改定のときに報酬評価項目となったことがあります。

　それは「後期高齢者終末期相談支援料（200点）」という報酬項目で、医学的知見に基づき回復を見込むことが難しいと判断した後期高齢者に対して、患者の同意を得て、看護師と共同し、患者およびその家族等とともに、終末期における診療方針等について十分に話し合い、その内容を文書等により提供した場合に、患者１人につき１回に限り算定する」というものでした。

　しかし、国民や医療関係者からはこの項目は「患者に、事実上の延命治療打ち切りを迫るものになりかねない」といった批判が続出し、あっけなくこの相談支援料は廃止されてしまいます。

　わが国でもこのようにＡＤは批判の的になりましたが、諸外国でも同様でした。アメリカで行われた9,000人の患者を対象としたＡＤによる介入研究によると、以下のような結果でした。

　熟練した看護師が患者の病状理解を確かめ、ＡＤを聴取、その情報を医師に伝えた。こうしたＡＤ介入群と非介入群について比較を行ったところ、両者にＩＣＵの利用、ＤＮＲの取得から死亡までの日数、疼痛、ＡＤ順守、医療コスト、患者・家族の満足度に介入群と非介入群の間に差異は認められなかったという結果が得られました。

　ＡＤが有効でなかった理由として、
「患者が将来を予想すること自体が困難」
「その時点での選択が時間が経った現在でも同じかどうかわからない」
「代理決定者がその内容を知らない」
「代理決定者が、患者がなぜそのような判断をしたかがわからない」
「実際の状況が複雑なために、ＡＤの内容を医療・ケアの選択に活かせない」

などの理由が挙げられました。

　こうした観点から、患者、代理決定者、医療者が患者の意向や大切なことをあらかじめ話し合う「プロセス」が重要です。プロセスを共有することで、患者がどう考えているかについて深く理解することができます。このようなプロセス重視の考え方へと移行する必要があるという考え方が、最近ではトレンドとなっていて、これがアドバンスド・ケア・プランニング（ＡＣＰ）の考え方なのです。

　現在、ＡＣＰは英国のナショナルヘルスサービス（ＮＨＳ）の緩和ケア委員会によれば以下のように定義されている。

「ＡＣＰとは、今後の治療・療養について患者・家族と医療従事者があらかじめ話し合う自発的なプロセスで、患者の同意のもと、話し合いの結果が記述され、定期的に見直され、ケアに係るすべての人々の間で共有されていることが望ましい」

　また、ＡＣＰは年齢と病気にかかわらず、成人患者と人生の目標、将来の医療に関するのぞみを理解し共有し合うプロセスのことです。またＡＣＰの目標は、重篤な疾患並びに慢性疾患において、患者の価値や目標、選好を実際に受ける医療に反映させること、また多くの患者において、このプロセスには自分が意思決定できなくなったときに備えて、信用できる人もしくは人々を選定しておくことを含むとされています。

　ＡＣＰの対象となるのは予後が限られている患者、慢性疾患を持つ患者、人生の最終段階にある患者です。介入の方法としては、診断について話し合う、予後と治癒が可能かについて率直に話し合う、治療のゴールを話し合う、標準化された症状評価ツールに基づいて症状のマネジメントを行う、「辛さの寒暖計」などを用いて辛さを評価する、精神的評価とサポートを行う、早期からホスピスプログラムの関与（なくなる３〜６ヶ月前にあらかじめ受診をしておく）を行うなどです。

　ＡＣＰの効果としては患者の自己コントロール感が高まる、死亡場所として病院死が減少する、代理決定者と医師のコミュニケーションが改善する、より患者の意向が尊重されたケアが実践され、患者と家族の満足度が向上し、遺族の不安や抑うつが減少することも知られています。

[図18-2]「人生の最終段階における医療決定プロセスに関するガイドライン」方針決定の流れ

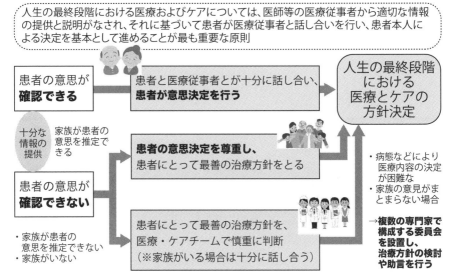

●出典：厚生労働省中医協資料より

4　新ガイドライン

　新ガイドラインでは、上記のACPの考え方を参照しながら、以下のような骨子で改定されました。

①医療・ケアの専門職チームが適切な情報提供や説明を行う
②患者が医療従事者と話し合う
③患者本人が「人生の最終段階における医療やケアの方針」を決定し、文書にまとめる

　――こうしたプロセスを基本と位置付け、医療現場などでの普及を目指すこととしました。またガイドラインでは、患者の意思確認ができる場合と確認できない場合に分けて意思決定プロセスを分けています（図18-2参照）。

特に患者本人が意思決定できなくなる事態に備えたＡＣＰの在り方が強調されています。

ＡＣＰは、「人生の最終段階の治療・療養について、患者本人・家族と医療従事者が予め話し合う」取り組みで、話し合いを繰り返すことで、患者本人の直近の意思を共有でき、本人が急変して意思を自ら伝えられない状態になった場合でも、家族などが的確に意思を推定できます。

今回のガイドライン改訂案では、ＡＣＰを実践するために、
「医療・ケアチームが適切な情報を提供する」
「患者が自らの意思を提示する」
「患者本人と家族などが話し合う」
というプロセスを何度も繰り返し、その都度、話し合った内容を文書にまとめることを求めています。

また、患者家族が遠方にいる場合を想定して、「患者が家族に限らず、特定の人を『自らの意思を推定する者』として前もって定めておくことが望ましい」と明示しています。

患者が意思を自ら伝えられない状態になった場合には、この者の意見(推定した患者の意思)を尊重することを、医療・ケアを提供する専門職に求めています。

このほか、旧ガイドラインに対しては「病院での活用を想定しており、介護施設や在宅医療の現場で使いづらい」といった指摘があったことから、改訂案では、患者への情報提供などを担う「医療・ケアチーム」に、介護支援専門員や介護従事者が含まれることなどが明記されています。

以上、新たに改定された「人生の最終段階の医療・ケアの決定プロセスガイドライン」を見てきました。この新ガイドラインの普及のために、2018年度診療報酬改定では新ガイドラインを使用した場合に、それを診療報酬上で評価することになりました。

具体的には、以下の基本料に「ターミナルケアの実施については、ガイドライン等の内容を踏まえ、患者本人およびその家族等と話し合いを行い、患者本人・家族等の意思決定を基本に、他の関係者との連携の上対応すること」

との要件が加えられました。

　評価された入院基本料には、「療養病棟入院基本料」、「地域包括ケア病棟入院料・入院医療管理料 1、3」に、また訪問診療料では「在宅患者訪問診療料」の「在宅ターミナルケア加算」・「訪問看護ターミナルケア療養費」などがあります。

5　ヨーロッパの尊厳死法

　話は変わりますが、2018年の夏休みを利用してパリの国立緩和ケア・終末期研究所（Le Centrenational des soins palliatifs et de fin de vie）を元衆議院議員の山崎摩耶さんたちと訪れました。訪問したのは8月末だったのですが、パリはすでにマロニエが色づき、初秋のさわやかさでした。研究所の所長のフォーニエル先生からフランスの緩和ケア・終末期医療の現状をお伺いしました。

　フォーニエル先生はもともと循環器内科専門の女医で、パリ市民病院のコーシャン病院で、臨床倫理の担当もしたことがあるということでした。先生によると、この研究所は2016年に後述するフランスの終末期患者の新たな権利法である「クレス・レオネッテイ（Claeys-Léonetti）法」をもとに設立されたということです。

　研究所の役割は3つあり、

①緩和ケア・終末期ケアにおける患者の権利の国民への周知、
②緩和ケア・終末期ケアの現状の調査研究、
③緩和ケア・終末期ケアの政策提言

とのことです。

　ところで、ホスピス運動が従来から盛んな英米と比べて、これまでフランスでは緩和ケア、終末期ケアについては国民にその考え方が十分に浸透しているとは言えず、この研究所もそうした趣旨に沿って設立されたものです。

ここでヨーロッパ諸国における終末期医療・緩和ケアの現状を振り返ってみましょう。

　高齢化が進展したヨーロッパでは近年、死を取り巻く状況が大きく変化しています。高齢化を反映して、多くの人が長期にわたる慢性疾患を経て、病院や老人ホームで亡くなり、そして最近、延命よりは安らかに死にたいと思う患者が増えています。

　こうした事情を背景に、まずオランダとベルギーにおいて、安楽死法が2001年、2002年にそれぞれ成立しました。また、スイスでは長年、患者の死を積極的に早めるために薬を投与する医師による自殺幇助が暗黙のうちに認められています。こうした状況変化を背景にヨーロッパ連合（EU）でも2003年にEU各国での終末期医療や緩和ケアについての法制化について勧告を打ち出しました。

　フランスでも、2005年にまず終末期患者の権利に関する最初の法律である「レオネッティ法」が制定されました。この法律は終末期に対してフランスの人々が表明している〝不安〟にこたえるものでした。

　つまり、苦しむことへの不安、自分の意思を表明できないことへの不安、侵襲的で過剰な治療を受けることへの不安、見捨てられ孤独のうちに死んでいくことへの不安です。

6　フランスの終末期の患者の権利法「レオネッティ法」

　レオネッティ法は患者の意思の尊重、患者の代理人の必要性、人間の尊厳、痛みの緩和、治療の中止や治療の拒否の際は必ず緩和ケアが伴っていなければならないという原則に基づいて制定されました。

　また、同法では終末期医療における意思決定に関する手続きも義務付けています。治療を中止または制限する決定は合議で行わなければならず、議論での決定事項は診療録に記録することが義務づけられました。

　しかしながらレオネッティ法が施行されても、フランスでは安楽死をめぐる問題は依然として残っていました。たとえば、悪性腫瘍による顔面の変形と激痛に耐えかねた女性患者が、2008年に裁判所に安楽死の許可を求める

申請を行いましたが、裁判所はその請求を棄却しました。その後、この女性は大量の睡眠薬を服用し自殺します。

この不幸な事件をきっかけに安楽死に関する議論が再燃。2012年1月末に、当時の大統領選の候補者フランソワ・オーランド氏が政権公約で、「終末期患者の耐え難い苦痛を和らげる手段が無くなった場合に、明確で厳格な条件の下で、尊厳を保って命を終えるための医療手段を要求できるようにすることを提案する」という公約を発表しました。

2012年、大統領に当選を果たしたオーランド大統領は、早速大規模なフランスにおける終末期実態調査をパリ・デカルト大学名誉教授のディディエ・シカール氏に命じます。

そして同氏が団長となり、6ヶ月間にわたってフランス全国で実施された市民との討論会を通じた終末期実態調査を実施しました。そして2012年12月には調査報告書が発表されました。報告書には「フランス文化に容認され難い安楽死と自殺幇助を除外して、現状のレオネッティ法の強化」が提案されました。

この報告書を受けて、前法であるレオネッティ法を策定したジャン・レオネッティ議員（保守党）とアラン・クレス議員（社会党）が中心となって新法案が超党派で策定しました。そして3年間の議論を経て、2016年に「終末期にある者のための新しい権利を創設する法律」、いわゆるクレス・レオネッティ法が成立します。

7 ターミナル・セデーションを合法化したクレス・レオネッティ法

クレス・レオネッティ法は、前法のレオネッティ法と同様に安楽死や自殺幇助を認めてはいません。前法との相違点は、次の2点に集約されます。

①ターミナル・セデーションの合法化
終末期患者の持続的で深いセデーション、いわゆる「ターミナル・セデーション」の合法化です。前法では、一時的なセデーションは認められていま

したが、新法では、死に至るまで持続的で深いモルヒネを使用したセデーションが合法化されました。

②事前指示書の内容の充実と強化

事前指示書（アドバンスド・ディレクティブ）の内容の充実と強化。前法では、患者が意思表示できない場合、事前指示書を尊重して、最終的に医師が医療の中止を決定しました。

新法では、救急時以外は、医師は患者が残した事前指示書に従わなければならないという強制力が事前指示書に与えられました。

ただし、明らかに内容に問題がある場合は、他の医師と協議のうえ、例外が認められます。

ここまでフランスの最新の終末期患者の権利法を見てきました。フランスはデンマーク、オランダのように安楽死は認めていません。また、スイスのように医師による自殺幇助も認めていません。そのフランスにおいて事前指示書の中で患者権利としてのターミナル・セデーションが認められたことが話題を呼びました。

振り返ってわが国の現状はどうでしょうか。まず終末期の患者の権利に関する法律も未だにないのが現状です。

日本尊厳死協会（岩尾總一郎理事長）では、意識喪失後も、人工呼吸器などでの強制的延命を拒否する、生前の意思表示（リビング・ウィル）を登録する、「尊厳死法」の制定を求める運動をしています。

しかし尊厳死法はいまだ制定されていません。現在あるのは厚生労働省が2007年の「終末期医療の決定プロセスに関するガイドライン」で医師が延命治療を中止する際の手続きを示し、さらに同ガイドラインを2018年3月にアドバンスド・ケア・プランニングの手続きを加えて改定したところです。

お隣の韓国で2018年2月から、終末期患者の延命医療中止等を法的に認める「ホスピス・緩和医療および終末期患者の延命医療の決定に関する法律」が施行されました。

同法は、終末期患者の延命医療の中止決定を含む患者自己決定権を保障す

る法律です。

　この法律の施行後、4ヶ月間で、高齢者ら約8500人の延命治療が取りやめられたといいます。

　2030年にわが国は団塊世代の大量死亡時代を迎えます。そのとき年間総死亡者数は160万人に達すると推定されています。

　わが国も終末期における患者権利法に真正面から向き合うときが来ています。

【まとめ】
日本には終末期の患者権利法がまだない。一刻も早く法制化が望まれる。

コラム●坊さんに先を越された話

　私が新潟の田舎の国立療養所にいたときの話だ。のどかな田園に囲まれたこの病院では、ときどき病院の車で外来の婦長さんをつれて患者の家に往診することもあった。
　ある夏の晩、在宅で最期を看取ってほしいといっていた脳卒中で寝たきりのおばあさんの家の家族からの電話がかかってきた。「そろそろばあさんが亡くなりそうだから往診に来てほしい」という。これを聞いて、すぐに婦長さんと二人で患者さんの家をめざして車をはしらせた。初夏の夜風をうけながら、カエルの鳴き声がする真っ暗な田んぼ道を車をはしらせた。すると、うしろから猛スピードで追い越していく車がある。「あれ、同じ家にむかっているのかな？」と思っていると、やっぱり患者さんの家の前でその車はぴたりととまった。そして颯爽と車を下り立ったのは、なんと袈裟すがたの若いお坊さんではないか！
　あわてて、われわれも往診かばんをかかえて家にかけこむと、くだんのお坊さんは集まってきた村の人たちにてきぱきと指図して、段取りよく祭壇を作っているではないか。そして患者さんはといえば、すでに顔に白い布をあてられて布団の中に横たわっている。
　「あの……、まだ死亡確認をしていないので、させてください。」とおそるおそるお通夜の準備に忙しい家族に声をかけた。そして祭壇作りにあわただしく立ち働いているお坊さんを横目にしながら、患者さんの瞳孔をみて、胸に聴診器をあてて死亡を確認した。そして、お坊さんのお通夜のお経を、家族や村の人たちと一緒に聞いて病院に戻ってきた。それにしてもこんなに段取りのよい在宅看取りも珍しいと思った。
　特にお坊さんに先を越されたのは、初めてだったので、今でも忘れられない思い出だ。

第18章　人生の最終段階の医療・ケアの決定プロセスガイドライン

武藤正樹（むとう・まさき）

国際医療福祉大学大学院教授。医療福祉経営専攻、医学研究科公衆衛生学専攻。国際医療福祉大学教授(医療マネジメント学科)。

1949年神奈川県川崎市生まれ。1974年新潟大学医学部卒業、1978年新潟大学大学院医科研究科修了後、国立横浜病院にて外科医師として勤務。同病院在籍中1986年〜1988年まで当時の厚生省の留学制度でニューヨーク州立大学家庭医療学科留学。1988年厚生省関東信越地方医務局指導課長。1990年国立療養所村松病院副院長。1994年国立医療・病院管理研究所医療政策研究部長。1995年国立長野病院副院長。2006年より国際医療福祉大学三田病院副院長・国際医療福祉総合研究所長・同大学大学院教授、2013年4月より国際医療福祉大学大学院教授(医療経営管理分野責任者)、2010年より国際医療福祉大学クリニックで外来診療にも携わる。

政府委員としては、医療計画見直し等検討会座長（厚労省2010年〜2011年）、中央社会保険医療協議会調査専門組織入院医療等の調査評価分科会会長（厚労省2010年〜2018年）。

著書に「よくわかる病院の仕事のしくみ」（ぱる出版2007年）、「2025年へのカウントダウン〜地域医療構想と地域包括ケアはこうなる！」(医学通信社2015年)など多数。

〈著者連絡先〉
〒107−8402東京都港区赤坂4−1−26
国際医療福祉大学
メール　mutoma@iuhw.ac.jp

〝脱病院〟で始まる
地域医療福祉入門
「病院から地域ケア」の流れで変わる医療と福祉の仕組み

2019年1月17日　初版発行

著　者	武　藤　正　樹	
発行者	常　塚　嘉　明	
発行所	株式会社　ぱる出版	

〒160-0011　東京都新宿区若葉1-9-16
03(3353)2835 ― 代表　03(3353)2826 ― FAX
03(3353)3679 ― 編集
振替　東京 00100-3-131586
印刷・製本　中央精版印刷（株）

©2019 Muto Masaki　　　　　　　　Printed in Japan
落丁・乱丁本は、お取り替えいたします

ISBN978-4-8272-1158-0　C3036